中　医　小　妙　招　丛　书

一贴一敷

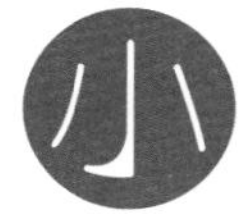

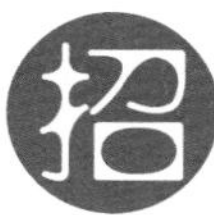

主编 / 王富春　赵树明
编委 / 智沐君　杨娇娇

中国中医药出版社
·北　京·

图书在版编目（CIP）数据

一贴一敷小妙招 / 王富春，赵树明主编．—北京：中国中医药出版社，2016.8

（中医小妙招丛书）

ISBN 978-7-5132-3109-1

Ⅰ．①一… Ⅱ．①王… ②赵… Ⅲ．①中药外敷疗法 Ⅳ．① R244.9

中国版本图书馆CIP数据核字（2016）第011320号

中 国 中 医 药 出 版 社 出 版

北京市朝阳区北三环东路28号易亨大厦16层

邮政编码 100013

传真 010 64405750

北京瑞禾彩色印刷有限公司印刷

各地新华书店经销

*

开本 880×1230 1/32 印张 3 字数 66 千字

2016年8月第1版 2016年8月第1次印刷

书 号 ISBN 978-7-5132-3109-1

*

定价 20.00元

网址 www.cptcm.com

社长热线 010 64405720

购书热线 010 64065415 010 64065413

微信服务号 zgzyycbs

书店网址 csln.net/qksd/

官方微博 http://e.weibo.com/cptcm

淘宝天猫网址 http：//zgzyycbs.tmall.com

前言

穴位敷贴疗法是临床上最常用的中医外治法之一。其历史悠久，源远流长，几乎历经了整个人类文明。现代大多数人由于无法抽出太多的时间进行针刺治疗，或者出于对针刺的恐惧心理，所以不能接受针灸的治疗与保健，而穴位敷贴无痛、无创、易于操作，具有“简、便、廉、验”的特点，更受到人们的青睐。

随着目前国际上提倡的自然疗法和“中医热”的逐渐兴起，《一贴一敷小妙招》一书选取了44种临床病证，涵盖内、外、妇、儿、五官、皮肤等各个方面。每种疾病均以“小案例”“小妙招”“小提示”的方式进行讲解，详细介绍疾病的穴位贴敷治疗及注意事项，并有大量的真人彩图，方便读者直观掌握“小妙招”。

本书图文并茂，以真人彩图展示，可操作性强，疗效确切。编写语言通俗易懂，更贴近百姓，不仅可以作为中医爱好者、中老年健康保健者的业余生活读物，也可以作为青年医师、医学生的课外拓展读物。希望本书的出版能为广大读者朋友解除常见疾病的困扰带来一定的裨益。

王富春

2015年9月

目录

一贴一敷小妙招

1 流行性感冒

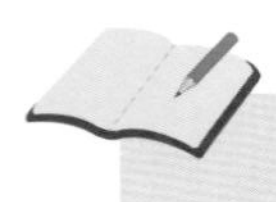

“小案例”——吉祥小区的小瘟疫

社区医院里挤满了吉祥小区的居民，他们的症状竟然出奇的相似，均是急起高热、乏力、全身肌肉酸痛、眼结膜炎症明显和轻度呼吸道感染症状。社区医院的王大夫在给大家诊治的同时，开始教授大家一种防治流行性感冒的方法。居民们纷纷效仿，将家中的绿豆磨成绿豆粉，加入生鸡蛋搅拌均匀，调成糊状，放在冰箱里保存。临睡前取出一小块，将其做成圆形的药饼，用纱布缠裹在脚心涌泉穴，外用绷带固定好，贴好以后便可睡觉，早起取下即可。本方法可连续贴敷几天，同时可以在白天煮些绿豆水来喝，也可起到预防作用。

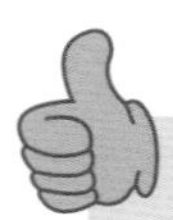

“小妙招”——绿豆的新用法

小小的一颗绿豆，作用还是很强大的，其具有降血脂、降胆固醇、抗过敏、抗菌、抗肿瘤、增强食欲、保肝护肾等作用。绿豆中的某些成分可以直接起到抑菌的作用，还能通过提高免疫功能间接起到抑菌的作用。在使用前，首先要分清自己是流行性感冒还是普通的伤风感冒。流行性感冒简称流感，常伴有高热、肌肉酸痛，并可出现多种并发症，病死率也较高，常常大规模传染。流感的防治很重要，须区别进行治疗，以防耽误病情。

涌泉穴位于足底，在足掌的前三分之一处，屈趾时凹陷处便是，为全身腧穴中位于人体最下部的一对穴位，也是足少阴

“小提示”——强身健体预防流感

● 流行性感冒具有一定的季节性，北方多发生在冬季，南方也可发生在夏季。在流感集中爆发的时候，一定要注意室内多通风，少去人群密集的地方。

● 若家中有流感的病人，应及时对病人的用具进行消毒、曝晒处理，尽量避免其与儿童、老人等体弱者接触。必要时需接种流感疫苗。

● 平日需保持健康的生活方式和良好的作息时间。

● 饮食清淡，多做运动，保持手脚温暖。

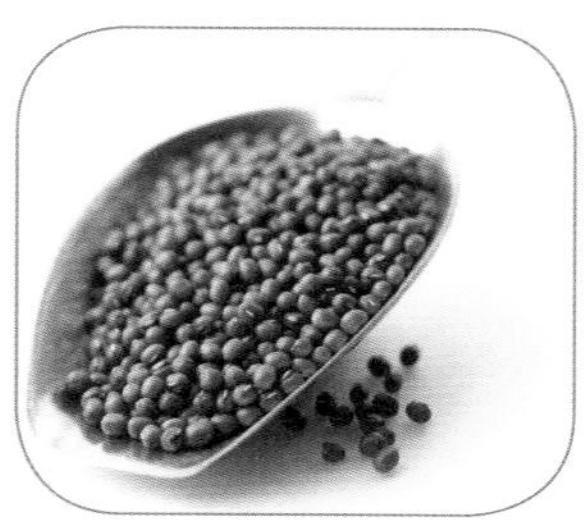

绿豆

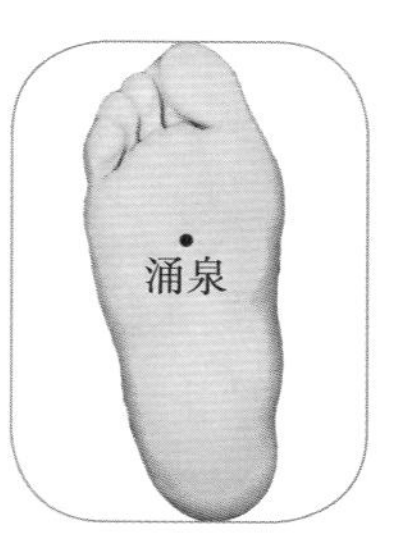

肾经的首穴、井穴，属于人体贴敷的常用穴位。首先是因为涌泉穴作用明显，其次是因为贴敷涌泉穴易于操作，居家保健常常在此穴位进行操作。

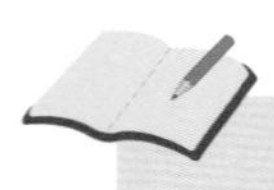

“小案例”——刘先生流涕难解

夏季的炎热总让人异常焦躁，忙碌一天的刘先生把车里的冷气开到最大，回到家贴心的老婆早将空调打开，舒适的温度让刘先生胃口大开，吃饱喝足后便睡下。第二天早起，刘先生感觉自己一直在流鼻涕，也并不放在心上。妻子看见刘先生这般流鼻涕，便将家里的生姜和大蒜取出来，用蒜臼捣了捣。出门前嘱咐刘先生白天尽量避免将空调对着自己直吹，温度也不要调得太低。晚上刘先生下班后，妻子将捣成膏状的药膏用纱布贴到刘先生颈部两侧的风池穴，贴敷半个小时，又嘱咐其用热水好好泡了泡脚。连着两天，刘先生的流涕症状越来越轻，精神也清爽多了。

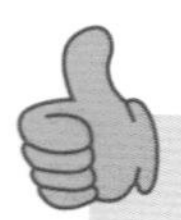

“小妙招”——常见食材的妙用

大蒜作为常用食材，其中含有“硫化丙烯”，对病原菌和寄生虫都有良好的杀灭作用；而生姜辛温，能够散寒发汗，化痰止咳，和胃止呕。风池穴位于胸锁乳突肌与斜方肌上端之间的凹陷中，平风府穴，具有祛风解毒，祛邪清热的功效。在此期间还可以将生姜洗净，切成细丝，加入红糖，用沸水冲开溶化后，一定要趁热喝下。生姜有发汗解表的功效，加上红糖可以温中和胃，对风寒型感冒有很好的疗效。

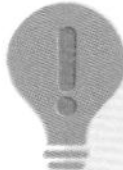

“小提示”——天热莫要贪凉

● 平时一定要注意天气变化和保暖，保持室内空气流通。

● 本病所需要的药物多为辛散的药物，注意不要弄进眼中。

● 夏天温度很高，切忌长时间吹冷风，注意添减衣物。空调的温度不宜太低，也不宜对着人体直接吹风，尤其注意不要在风口睡觉，以防中风面瘫。

● 暑季炎热，家中应常备藿香正气水，以防外感风寒、夏伤暑湿所致的感冒。

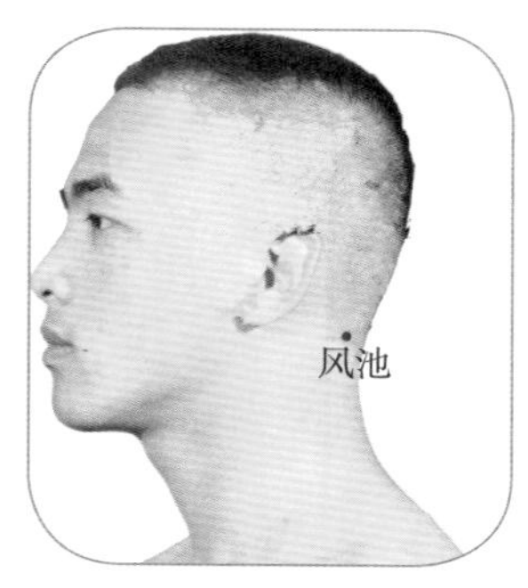

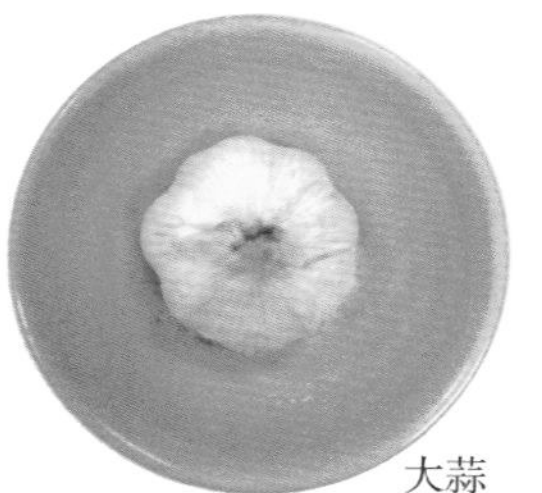
大蒜

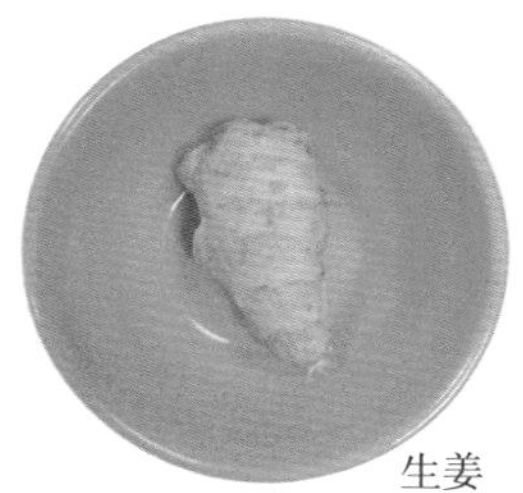
生姜

3 头痛

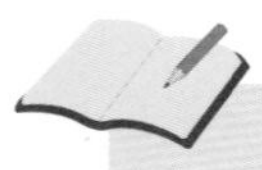

“小案例”——反复发作的头痛

邻居杨叔叔是一名公交车司机，常年早上四点多就起床去公交总站开始一天的忙碌工作，夏天倒还好，早上很凉爽，可天气一转凉，杨叔叔的头痛开始犯了，每年都得有那么几次。杨叔叔这次本来不想吃药，但是头痛连着犯了好几天了，休息后一点也没有好转，只能吃止痛药，可还是没什么效果。于是去请教坐堂医生王大夫，杨叔叔便在家里忙活起来了，把从药房买来的干艾叶和白胡椒磨成粉末，用鸡蛋清调成了糊状，晚上看电视的时候把药敷在头顶正中间，用纱布包好，临睡前摘下来。连着敷了一周，头痛竟再也没犯过。

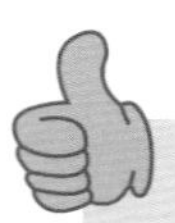

“小妙招”——胡椒、艾叶消头痛

胡椒与艾叶均是温热之品，胡椒气味芳香，是人们喜爱的调味品之一。胡椒大部分都生长于高温和长期湿润地区，性味辛热，因此其温中散寒止痛的作用比较强。我们所用的白胡椒的药用价值稍高一些，调味作用稍弱，它的味道相对黑胡椒来说更为辛辣，因此散寒、健胃功能更强。艾叶在我国很早就被广泛应用，内服、外用均很成熟，而在现代药理研究发现，艾叶有抗菌、抗病毒、平喘、镇咳、祛痰、抗过敏、止血和抗凝血、增强免疫功能等作用。胡椒、艾叶合用对风寒型头痛具有很好的疗效，贴敷在头顶的百会穴即可。百会穴位于后发际正中上 7 寸，

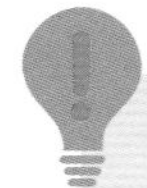

“小提示”——头痛虽小也是病

- 平时注意天气变化和保暖，保持室内空气流通。
- 药物敷贴的时间不宜过长。
- 注意精神情志的调节。
- 午睡时注意避开风口，以防受寒。
- 头痛发作时应减少咖啡、茶、巧克力、酒等易诱发疼痛的食物，平日饮食的口味也应以清淡为主，忌食辛辣刺激的食物，而生冷的食物在头痛期间也应减少食用。

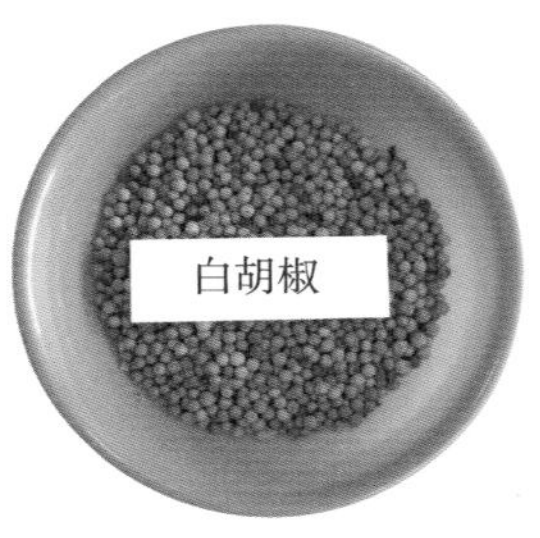

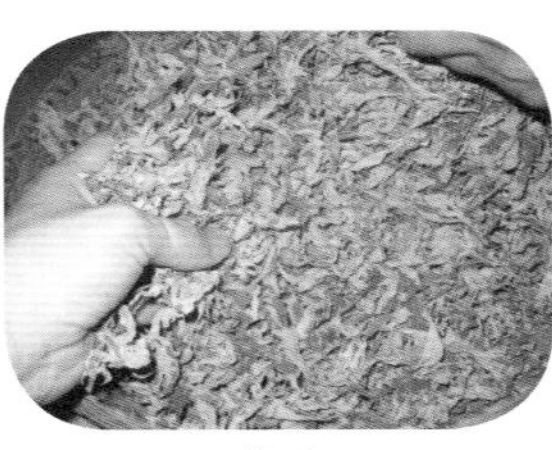

艾叶

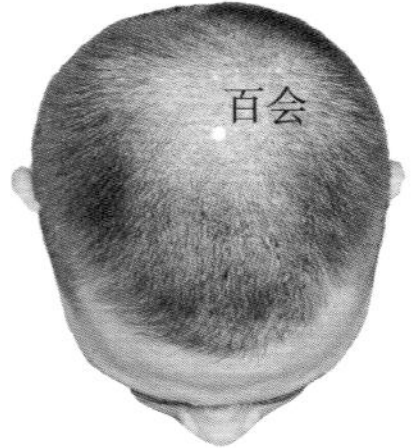

当两耳尖直上，头顶正中。中医经络学认为，头为精明之府、百脉之宗，人体的十二经脉都聚会在此，是全身的主宰，而百会穴位于头顶部正中央，是人体众多经脉会聚的地方，是头部保健的重要穴位，它能够通达全身的阴阳脉络，连贯所有的经穴，对于调节人体的阴阳平衡起着十分重要的作用。

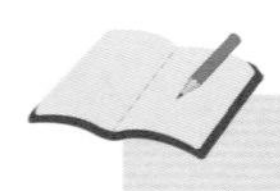

“小案例”——睡眠问题折磨多

张女士已经被她的睡眠问题整整折磨了 15 年，每当夜幕降临，她都会莫名的紧张，夜里的多梦，让她的丈夫也因此备受折磨。起初张女士并不认为失眠是一种病，直到她已经完全不能离开安眠药，才到处寻医问药。在中医门诊处，医生给她开了中成药归脾丸，且嘱咐她回家好好休息养病。回家后，张女士遵医嘱，将归脾丸和少许酸枣仁捣碎，填入肚脐，连续一周后，睡眠问题已基本改善。

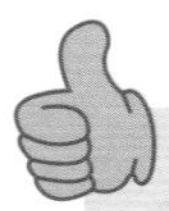

“小妙招”——巧用归脾丸

归脾丸一般都是用来服用，但是将归脾丸与酸枣仁一同捣碎后填入肚脐的方法却对失眠有奇效。归脾丸具有益气健脾，养血安神的功效，常用于心脾两虚，气短心悸，失眠多梦，头昏头晕，肢倦乏力，食欲不振等症。而酸枣仁入心、肝经，味酸，具有养心安神的功效。肚脐处的穴位就是经络中位于任脉的神阙穴，是中医的保健要穴之一，常被称为人体的长寿大穴。除了应用成药捣碎贴敷，还可以直接贴敷镇静安神贴。适用于因原发性失眠、考试紧张综合征、自主神经功能紊乱、内分泌失调、睡眠节律障碍、更年期综合征、神经衰弱、抑郁症等引起的入睡困难人群。使用方法为，在睡前一小时贴于腕部神门穴或下肢三阴交穴，晨起揭下。

“小提示”——生活规律好处多

● 应养成每天按时上床睡觉，按时起床的习惯。

● 在睡前可以做些简单的运动，例如瑜伽、拉伸等，来放松肌肉、神经。

● 睡前 6 小时内禁止和咖啡、酒、茶、香烟等刺激品接触，且晚餐不宜多量。

● 保持心情愉悦是很重要的，睡前可以听一些舒缓的音乐来放松。

● 电子产品如手机、平板电脑等，临睡前应将其放在卧室外，避免睡前玩电子产品兴奋神经。

● 睡前可以看一些纸质版的书籍，避免看一些情景类的小说、悬疑故事等。

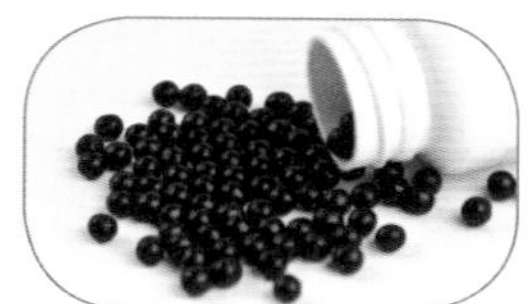

归脾丸

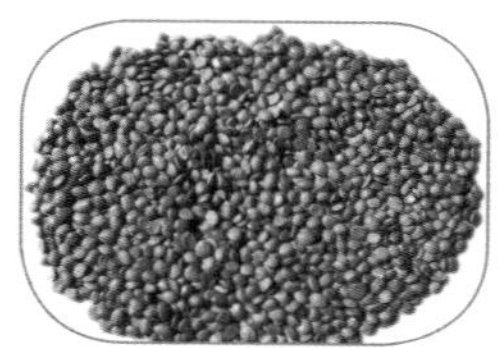

酸枣仁

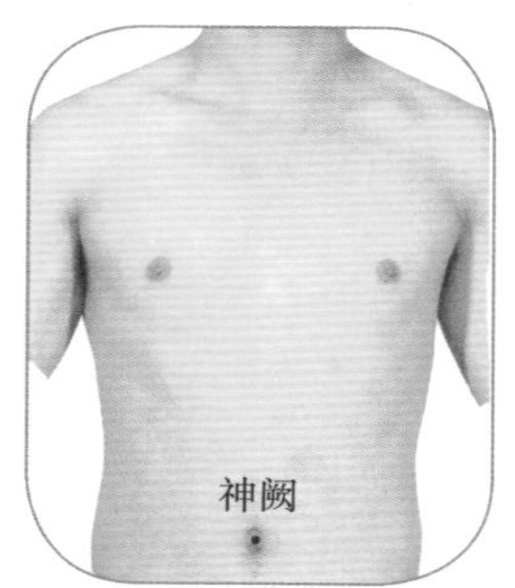

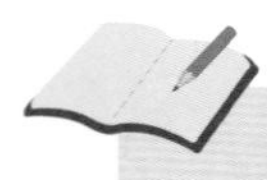

“小案例”——心惊胆战的王大爷

王大爷前几日起床忽然觉得天旋地转、头重脚轻，还有点眼花，王大爷的大儿子带他去医院做了许多检查，但也没检查出具体出了什么毛病，只让王大爷回家静养。邻居赵大娘知道后，给王大爷支了一招，让王大爷儿子去药店买来冰片和吴茱萸，用1∶2的比例磨碎研成细末，混合均匀，用醋调成糊状以后，贴敷在双侧太阳穴，用胶布固定，每晚睡前贴敷，早上睡醒以后摘下来，连续7天。一周后，王大爷觉得自己仿佛又生龙活虎一般。

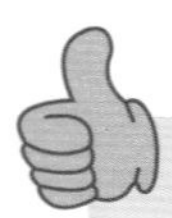

“小妙招”——脑穴所在，主治所在

眩晕多发生在中老年人身上，但目前对此症状的发病机制了解的并不够透彻，一般认为与脑血管运动功能失调或椎-基底动脉供血不足有关系。在中医理论中，太阳穴邻近脑区，在太阳穴贴敷药物常可治疗头晕、偏头痛、牙痛等头面部疾病。本方中用的吴茱萸，味辛，性热，入肝、脾、胃、大肠经，具有散寒止痛，疏肝下气，温中止泻等功效，并且具有显著的透皮作用，在贴敷疗法中应用十分广泛。冰片清香宣散，具有开窍醒神，清热散毒，明目退翳的功效，加入吴茱萸中，能够促进药物的吸收，以缓解眩晕症状。

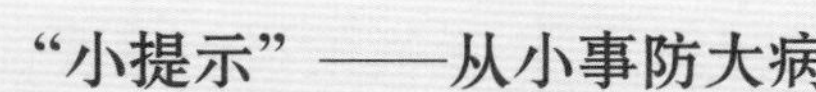

“小提示”——从小事防大病

● 平日里若喜爱麻将等长时期坐着的活动，应养成良好的生活作息习惯，并有意识地多起来活动一下筋骨，牌友间应互相提醒，在娱乐的同时保证自己身体的健康，预防颈椎病型眩晕。

● 在自行治疗前，需上医院做全面的检查，排除一些继发性眩晕，以防意外发生。

● 在平日里，应多做运动，可以早晨或傍晚进行体育锻炼，发病期间应减少大幅度运动。

● 对于长时间伏案工作的年轻人，也应有意识地常起来走动一下，以缓解颈椎、腰椎的压力。

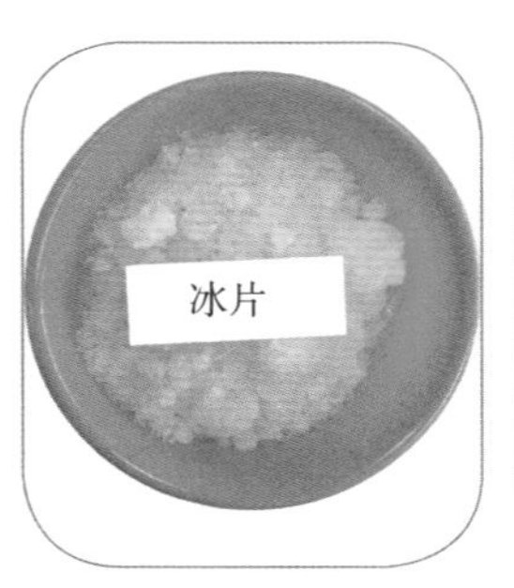

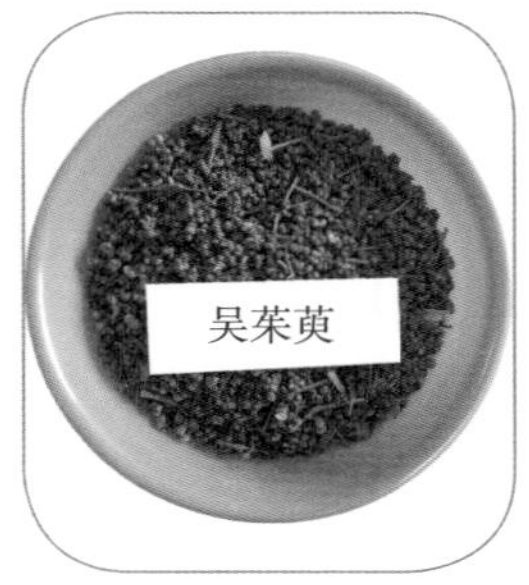

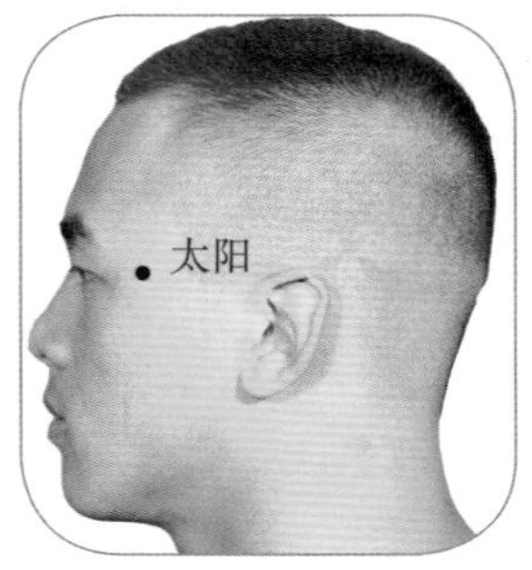

6 外感风寒咳嗽

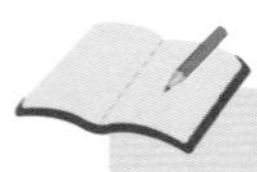

“小案例”——天气预报的重要性

上大学的楠楠是个雷厉风行的人物，一早便穿了一身清凉的连衣裙出了门，寝室好友忙拦下楠楠，说天气预报今天有雷阵雨，要楠楠多穿些衣服、带把伞，楠楠看了眼窗外艳阳高照，并不把室友的话放在心上。上午的专业课一下就上完了，准备去食堂吃饭的楠楠一抬头，便觉不妙，刚刚还是艳阳高照的天空，短短几分钟的工夫，便是乌云压境，雷电风行。无奈食堂与寝室在学校的两头，跑回寝室的楠楠也是落汤鸡一枚了。回到寝室后忙换下湿透的衣服，擦干头发，还没缓过来，咳嗽也跑来捣乱，楠楠忙翻来一头大蒜，捣碎后敷在自己脚心，用保鲜膜包起来，自己便躲在被窝里喝热水。寝室好友回来后，楠楠便开始吐槽这多变的天气，并意识到天气预报的重要性。

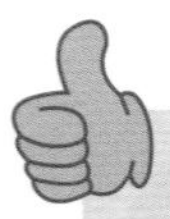

“小妙招”——简单一味大蒜法

外感咳嗽是由于六淫外邪侵袭肺系，使肺气壅遏，宣肃失司，而产生咳嗽。患者淋雨后，感受风寒之邪，伤及肺卫，而大蒜辛温，善入肺经。大蒜作为常用食材，其中含有“硫化丙烯”，对病原菌和寄生虫都有良好的杀灭作用。涌泉穴属足少阴经之井穴，足少阴经循行从足小趾下边开始，经涌泉穴从退内侧上行通过脊柱与肾相连系，从肾向上通过肝进入肺中。用蒜泥敷涌泉穴，循经感传后可温暖肺肾，使肺气宣散，以调整肺的

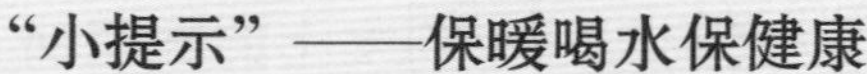

“小提示”——保暖喝水保健康

- 患病后卧床休息可减轻病情，所以咳嗽患者要注重休息。
- 感受风寒后一定要保持身体温暖，使身体不要再感受风寒。
- 风寒咳嗽者要注意多喝水，可补充身体消耗过多的水分。
- 感冒或咳嗽不是小病，不能忽视，要及早治疗，不要拖延。

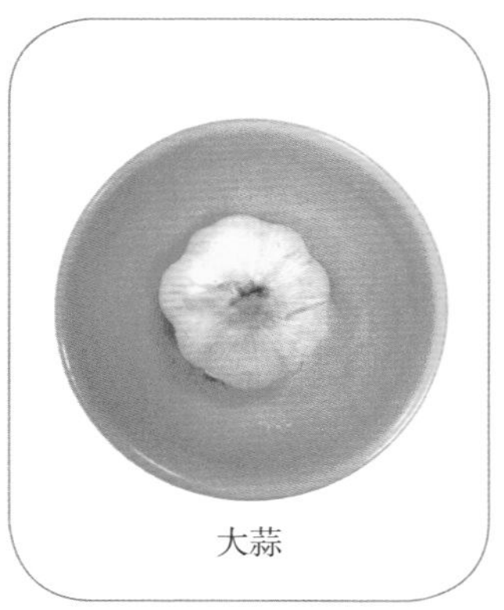

大蒜

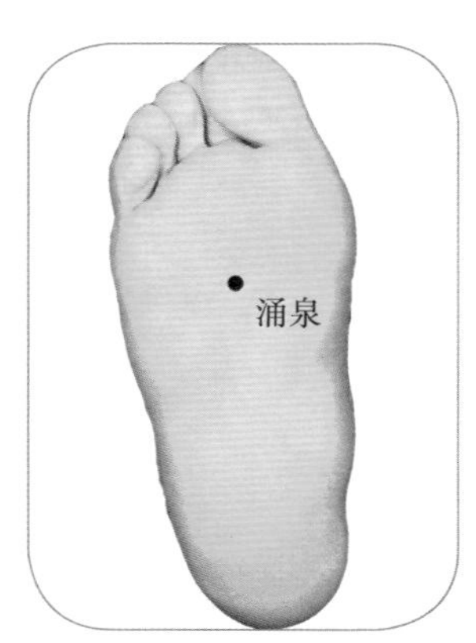

宣肃功能，则咳嗽自除。大蒜泥局部应用具有强烈的刺激作用，能使血液循环加速，周围血管扩张，通过神经反射，使交感神经兴奋而抑制副交感神经活性，并抑制咳嗽反射弧中的感受器和传入神经纤维的末梢，从而达到止咳目的。

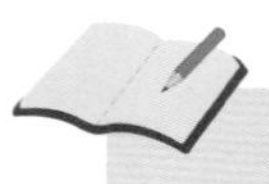

"小案例"——刘女士的哮喘病

刘女士患有支气管哮喘已经有 8 年了，每次发作都有呼吸困难和双肺哮鸣音，曾多次用药物治疗后症状可暂时缓解，但发作次数由原来的 2 ~ 3 个月 1 次，发展到每月 1 ~ 2 次。刘女士忙去医院就诊，医生检查发现患者烦躁不安，呼吸急促，口唇发绀，X 线片显示双肺纹理增粗。医生建议在给予吸氧、氨茶碱治疗的同时，用百部、杏仁、栀子、白胡椒、白芥子捣碎后敷贴于肺俞、中府、膻中穴位处。刘女士遵循医嘱进行治疗，次日复诊时刘女士的症状有所减轻。为巩固疗效，医生嘱咐刘女士每日换药 1 次，7 天为 1 个疗程。随访 3 年，未见复发。

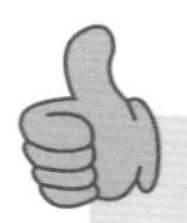

"小妙招"——贴敷巧治哮喘病

刘女士从证型上看属于热哮，而百部、杏仁、栀子、白胡椒、白芥子都是滋阴清热，润肺缓痉的药物，上药研末，以蛋清调成糊状，分成 5 等份，分别在肺俞、中府、膻中位置敷贴，12 小时后将药物去掉。隔 12 小时后便可开始做第 2 次贴敷。敷药后，如局部出现疱疹者，需停止用药，1 周后继续用药。此法对于哮喘属热哮者效果明显，另外通过肺腧、中府等具有针对性的穴位给药，直达病所，可收到意想不到的效果。

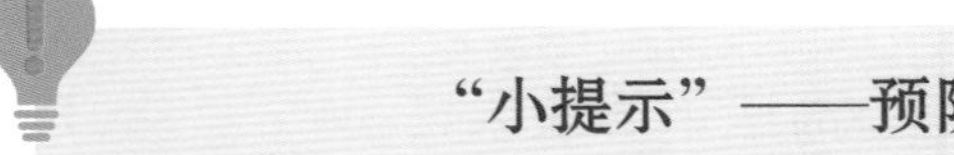

“小提示”——预防和调护

● 预防方面，注重宿根的形成及诱因的作用，故应注意气候影响，做好防寒保暖，防止外邪诱发。

● 避免接触刺激性气体及易致过敏的灰尘、花粉、食物、药物和其他可疑异物。

● 戒烟酒，饮食宜清淡有营养，忌生冷、肥甘、辛辣、海腥发物等，以免伤脾生痰。

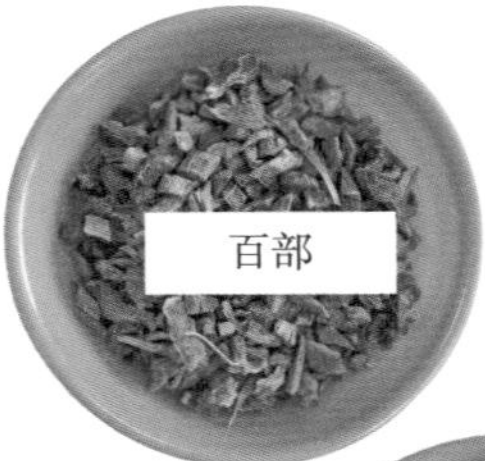

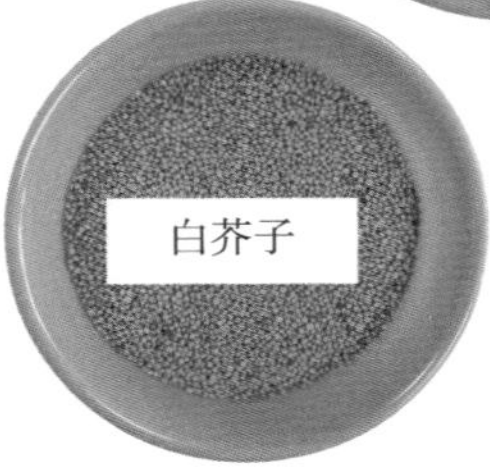

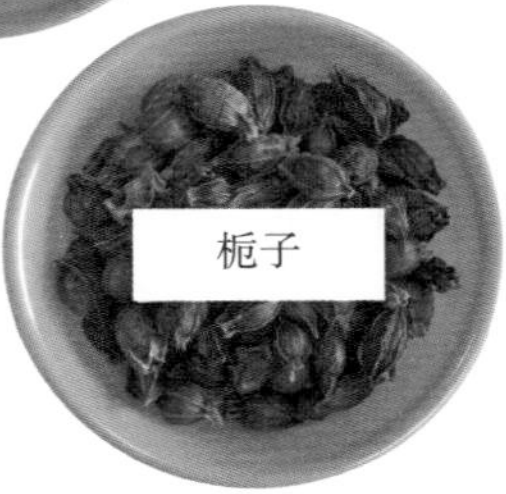

百部

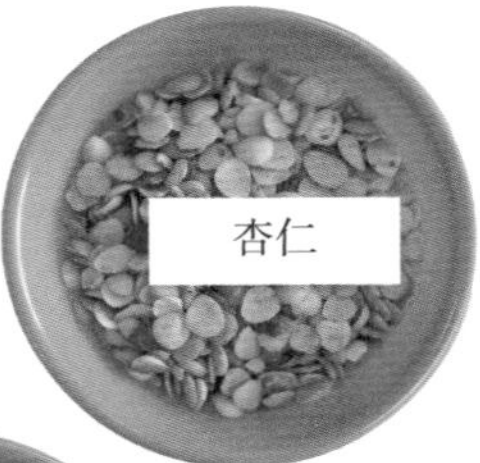

杏仁

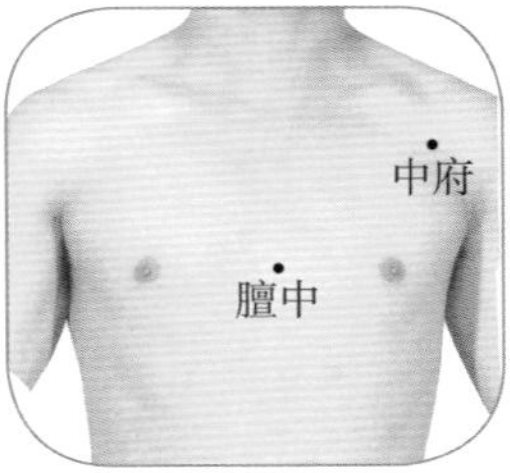

中府

膻中

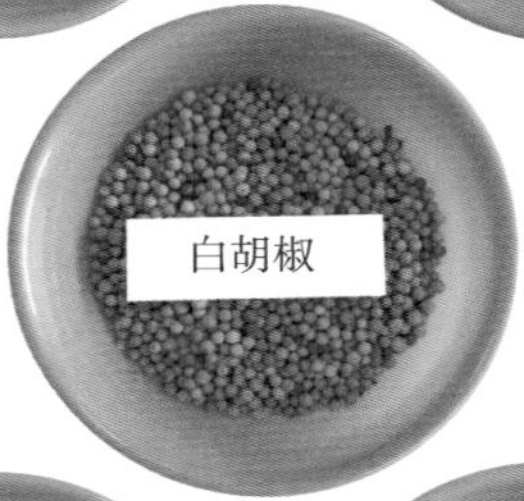

白胡椒

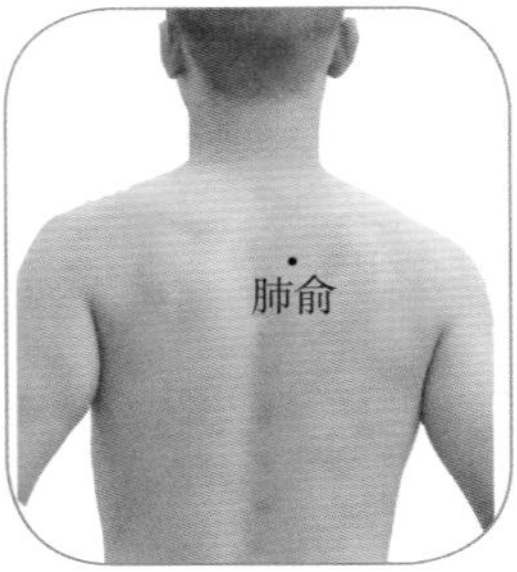

白芥子

栀子

肺俞

8 原发性高血压

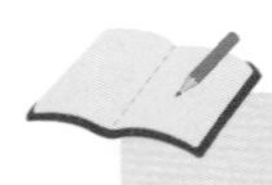

“小案例”——高压下的顶梁柱

张先生是家里的顶梁柱，夫妻双方的老人，家里的吃吃喝喝所有开销都压在张先生的肩膀上。孩子上了大学以后家里的负担更重，张先生只能更加埋头苦干。近年来时常头晕难受，便去医院检查，才知道自己是因为血压过高才导致的各种头晕，便开始尝试服用各种降压药，但由于副作用大而未能坚持服药，血压一直上下波动在（22 ~ 24）/（14 ~ 16）kPa 的范围。儿子得知父亲如此辛劳，便带回了清肝降火贴，睡前让父亲贴在了涌泉穴上，第二天早晨起床后摘下，连续贴了一个月，血压慢慢地降了下来，头晕症状竟也慢慢缓解了。

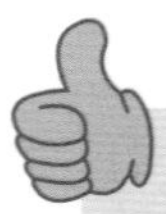

“小妙招”——来自罗布麻的召唤

高血压在中医辨证多属阴阳失调，气血不和，病在肝肾，故用苦寒入肝经之龙胆草、罗布麻、夏枯草，三药相伍以达清肝泻火，平抑肝阳之效。川芎、丹参、牛膝三药相须，升降相宜，以利气血之调和，肝阳之平降。艾叶温中开瘀，吴茱萸补益肝肾，佐以朱砂安神定志，宁心安眠；明矾外用，防诸药峻烈起泡出血；取穴肾经井穴涌泉，旨在滋肾水，平肝木，通降浊阴，调和阴阳，药穴同用，根据其经络内连脏腑，外络肢节之作用，通过药物归经，循经传导，使药气直达病所，从而共奏平抑肝阳，通降浊阴，调和气血，清肝降火之效。

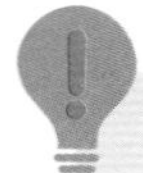

“小提示”——降压还需缓慢来

● 本药物仅限于外用，禁止内服。本品不能代替药品。

● 饮食宜清淡忌生冷，多吃蔬菜水果，少吃盐、糖还有动物油脂。生活习惯上，不抽烟喝酒，养成规律的生活作息等。

● 如果使用后局部皮肤出现红斑肿胀、瘙痒，应立即停用、洗净，必要时向医生咨询。

● 本品应放在儿童不能接触到的地方。

● 患者还需注意保持心情愉快，不要整天郁郁寡欢，您的情绪也是会影响血压的。还有就是面对疾病也不用紧张，紧张的情绪也不利于血压的降低。

● 定期测量血压。1 ～ 2 周至少测量 1 次。若出现血压升高或过低，血压波动大；或出现眼花、头晕、恶心呕吐、视物不清、偏瘫、失语、意识障碍、呼吸困难、肢体乏力等症状时，应及时到医院就诊。

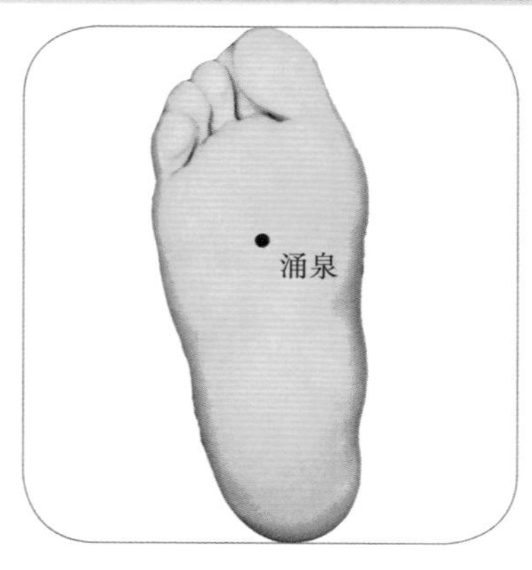

9 面瘫

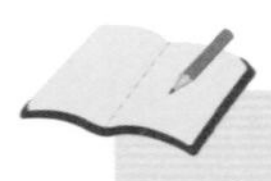

“小案例”——突如其来的灾难

年近 40 岁的肖女士，近日忽觉左侧耳后有些不适感，轻微有点疼痛，但并未放在心上。夏季炎热，肖女士夜间觉得燥热，便跟老公一起吃了一盒冰激凌，晚上睡觉前洗漱的时候，发现刷牙时口角漏水，对着镜子观察，发现自己左眼闭合不上，这可吓坏了肖女士，忙去医院就诊。医生只给肖女士开了一味药——白芥子 100g，嘱咐肖女士回家后将白芥子捣碎，加入适量的白开水调匀，平摊于纱布上，待纱布上药粉的温度接近体温时，将药布敷在患侧的面颊部，用绷带固定好，贴敷期间注意保温，切勿再次吹风。2 小时后取下，隔日贴一次。面部情况好转后停止贴敷。

“小妙招”——单味白芥子巧治面瘫

面瘫在西医里称为面神经麻痹，临床可分为中枢性面瘫和周围性面瘫两大类型，通常为急性发病，一般发病前多有受风寒、上呼吸道感染的病史，部分患者会在发病前出现耳前、耳后、乳突区及面部部分区域的疼痛等不适症状。本法利用白芥子性辛温，能疏散，入肝肺气分而能利气豁痰、宽胸膈、通经络，并且能够祛皮里膜外之痰。常见的面瘫多由风痰阻络经脉络道所致，使用白芥子贴敷患病部位，能够祛风通络、利气豁痰以达到治疗的目的。针灸治疗面瘫效果显著，针灸对神经损伤、肌

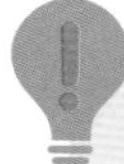

“小提示”——早发现、早治疗、早痊愈

● 平时一定要保持心情愉悦，轻松，劳逸适度，充足睡眠。

● 减少外界对面部神经的刺激，注意不要用冷水洗脸（温水最好）。

● 平时不忙的时候多做一些面部的基本锻炼，可以适当地做一些按摩。

● 少吃辛辣刺激的食物，多吃些新鲜的蔬菜水果，补充维生素。

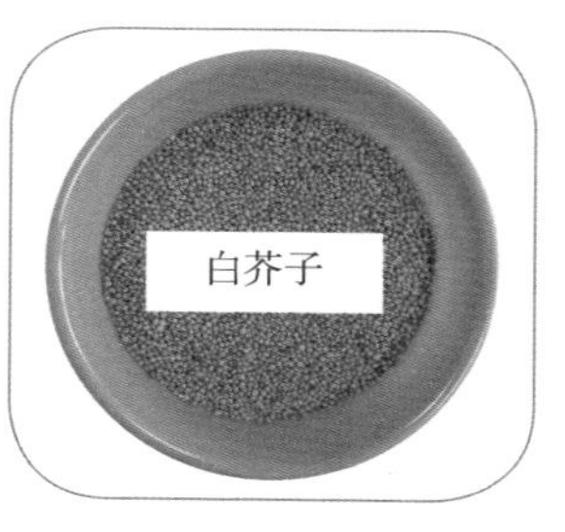

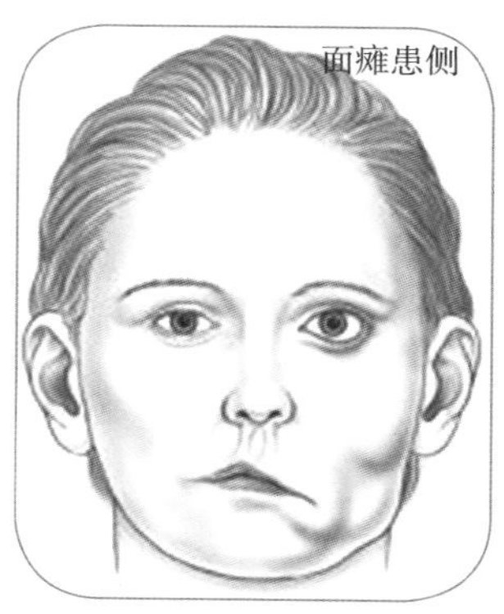

肉瘫痪一类病症，在治疗上有着无可比拟的优势。本法主要适用于对针灸抗拒的患者，面瘫是针灸疗法的优势病种，其疗效显著，若患者畏惧针灸，害怕疼痛，即可采用此法进行治疗。

10 胃痛

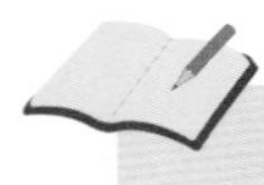

“小案例”——长年累月的伤痛

59 岁的李阿姨有老胃病，长年累月都会觉得胃部不舒服，3 年前查出来患有萎缩性胃炎，这两年总觉得胃部隐痛，饱胀感，喜温喜按，上腹部饱胀感更明显，吃了凉的东西以后就会发病，也吃过很多中药，但李阿姨的病一直反反复复的没好利索。李阿姨最近得到了一个小偏方，也快到三伏天了，便紧锣密鼓地开始张罗。先买来了一袋生姜榨成生姜汁，将买来的白芥子、细辛、延胡索、生甘遂、生附子以 4 ∶ 3 ∶ 1 ∶ 1 ∶ 1 的比例进行混合，打成细末后用生姜汁和蜂蜜调成糊状，贴敷在足三里、中脘处，之后症状逐渐缓解。

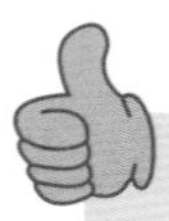

“小妙招”——巧用三伏贴

胃痛常见的病机有寒邪客胃，饮食所伤，肝气犯胃，脾胃虚寒。本案例中李阿姨常年吃冷的食物便会犯胃病，治疗时当用补肾健脾、温肾散寒法进行治疗，用白芥子、细辛、延胡索、生甘遂、生附子，混合生姜、蜂蜜进行贴敷治疗，药性辛温，贴敷在足三里进行治疗。足三里是强壮保健要穴，在小腿前外侧，当外侧膝眼即犊鼻穴下 3 寸，距胫骨前缘一横指（中指）。常按摩此穴，可增强人体免疫力，民间有句俗语：“常按足三里，胜吃老母鸡。”而在三伏天进行贴敷，药物吸收的效果更佳，耐受力强者可以稍微延长贴敷时间，以便药物更好地发挥作用。

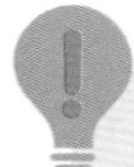

“小提示”——规律生活，心情舒畅

● 注意日常饮食与保健，多食清淡，少食肥甘及各种刺激性食物，如含酒精及香料的食物，谨防食物过酸、过甜、过咸、过苦、过辛，不可使五味有所偏嗜。

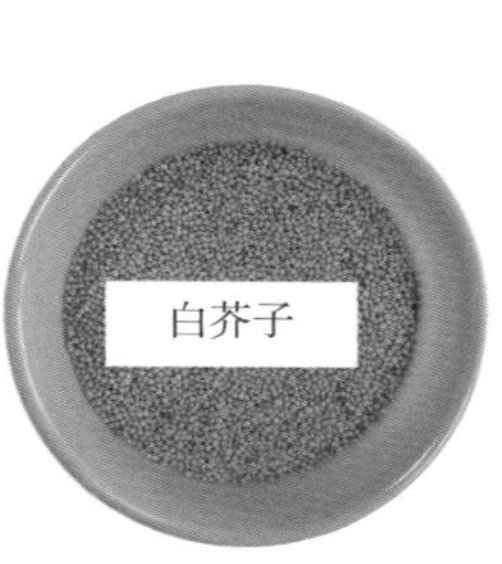

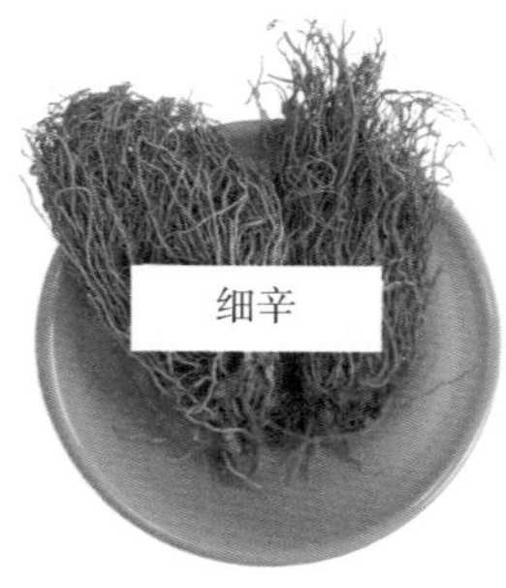

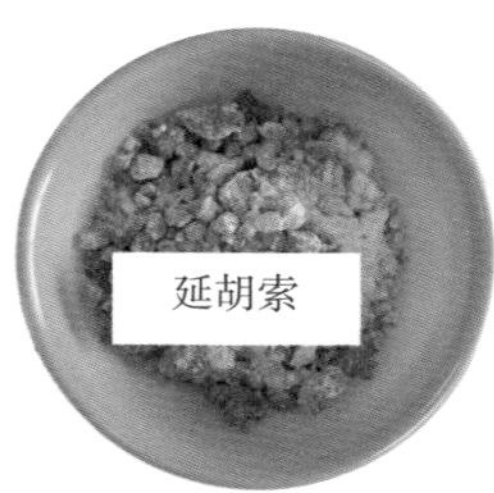

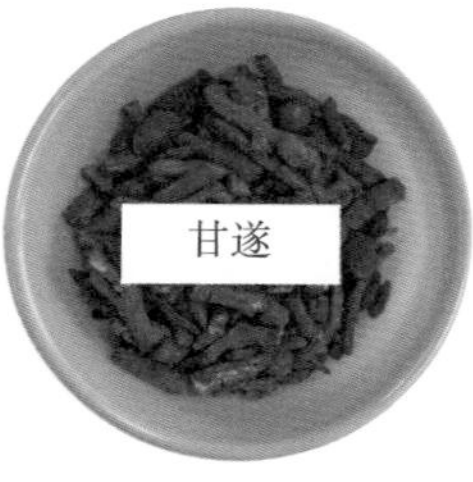

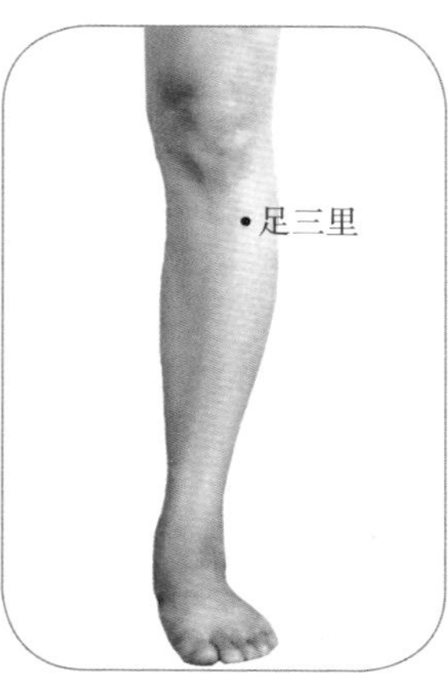

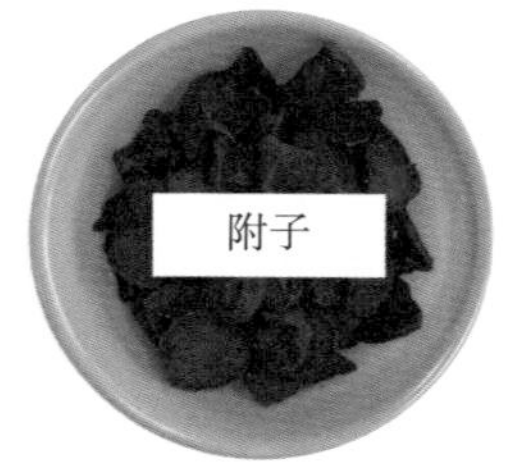

11 胃下垂

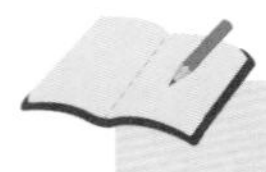

“小案例”——20 年的老病号

陈阿姨 20 年前做过 X 线检查，显示胃小弯角切迹在髂嵴连线下 4cm，提示有胃下垂。这些年来，陈阿姨一直食欲不太好，胃中常感觉压重膨满，大便燥结，夜间入睡困难，期间服用了各种中西药物治疗均无效。一次偶然的机会，陈阿姨了解到蓖麻子与五倍子按 49 ∶ 1 的比例，打成烂糊，制成每颗约 10g、直径 1.5cm 的药饼备用，用时将药饼紧贴百会穴上，纱布绷带固定，每日早、中、晚各 1 次，以搪瓷杯盛半杯开水，将杯底置于药饼上进行热熨，每次 10 分钟左右，以感觉温热而不烫痛皮肤为度。治疗了两个疗程后，X 线检查胃的位置已经恢复正常。

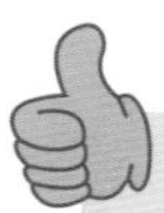

“小妙招”——蓖倍膏巧提胃

胃下垂属于中医“胃缓”病范畴，基本病机是中气下陷。饮食不节、饥饿无常、劳伤过度、生育过多等均可损伤脾胃。蓖倍膏中的蓖麻子与五倍子均是治疗脏器下垂的重要药物，而百会穴是手足三阳经和督脉之会穴，在针灸治疗上有升阳固脱之疗效。用蓖倍膏外敷百会穴，并加温治疗胃下垂，取其药性的升浮，通过经络的通达，对内脏起到牵引的作用。制作时，应将蓖麻子外壳剥去，剔除瘪的、灰的，选用饱满而洁白的；将五倍子壳内外杂屑刷净，研成细末过筛。初次使用时，使用者会觉得胃蠕动增强，上升感越明显，效果越好。

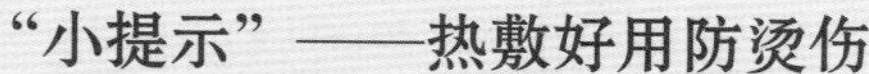

“小提示”——热敷好用防烫伤

● 热敷期间需松衣带，取仰卧位。固定搪瓷杯，避免意外烫伤。

● 生活有规律，定时定量用餐，远离烟酒。

● 如有吐血、怀孕或头部皮肤病者忌用。

● 此法一般无副作用，如有不适感觉，立即除去药饼，停止治疗。

● 天热汗多，需要大量饮水，胃内容量增加，以致胃的升提受到阻力。天热涂药，复经热熨，易于干燥脱落。因此，本疗法不宜于夏天进行。

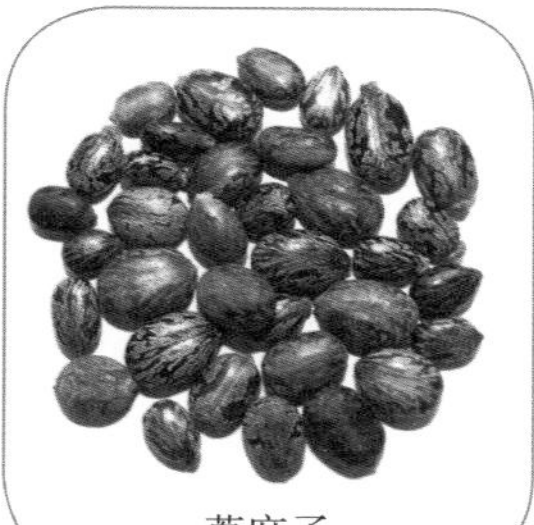

蓖麻子

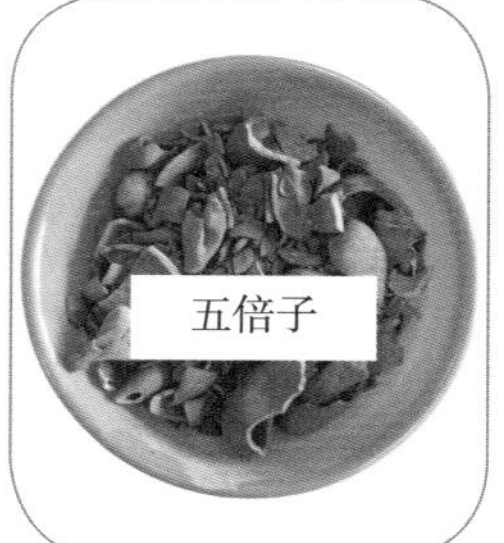

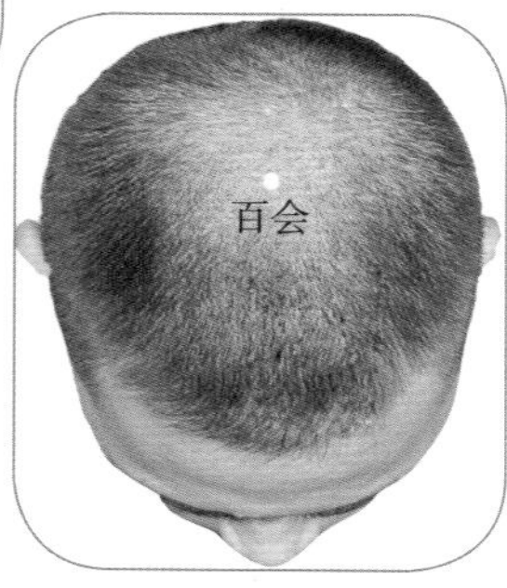

12 便秘

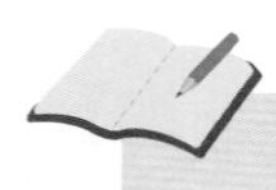

“小案例”——李阿姨的困扰

李女士的习惯性便秘已有 10 余年，平均每 3 ~ 5 日解一次大便，平日里小便也常常短赤，经常伴有腹胀、腹痛、不欲饮食等各种症状。李女士为此很困扰，多方寻求治疗，均未收到满意疗效。随着时间越来越久，李女士觉得自己身体状况一直在下降，只觉得是由便秘引起的，便下决心进行系统治疗，询问中医院的大夫以后，在家中将大葱与豆豉捣碎拌成药饼，贴于神阙穴上，再用热水袋热敷于葱饼上，贴敷一两个小时后便开始排气，连续贴敷 3 个疗程后，便秘症状已消失。

“小妙招”——葱豉饼巧治便秘

便秘是临床常见的复杂症状，而不是一种疾病，主要是指排便次数减少、粪便量减少、粪便干结、排便费力等。必须结合粪便的性状、本人平时排便习惯和排便有无困难等来判断，如病程超过 6 个月即为慢性便秘。神阙在经络里是任脉的重要穴位，在脐中部，而就脐的部位而言，内为小肠和大肠的居所，位于人体正中，是上下左右交通之枢纽，是升降出入的关键部位，气机的中转站。在现代研究中，外敷药物在神阙穴，更利于药物的吸收和发挥作用。葱白归为肺经和胃经，在古籍中记载，葱白有发散通气的功效，可通利上下阳气，即行气通便的作用；淡豆豉作用为下气调中。葱白与豆豉相配，对便秘腑气的通降具有良好的调节作用。

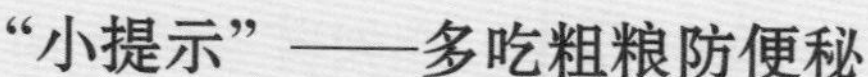

● 要注意从饮食方面调节，不能过食辛辣。要多吃水果蔬菜，常食用粗粮。注重运动和休息，调整精神状态。

● 避免滥用泻药，滥用泻药会使肠道的敏感性减弱，形成对某些泻药的依赖性，反而加重便秘。

● 注意养成定时排便的习惯。生活有规律，定时定量用餐，远离烟酒。

● 大部分人常常不去特别在意便秘，认为它不是病，不用治疗，但实际上便秘的危害很大。便秘的“报警”征象包括便血、贫血、消瘦、发热、黑便、腹痛，以及肿瘤家族史等。如果出现这些报警征象应马上去医院就诊，做进一步检查。

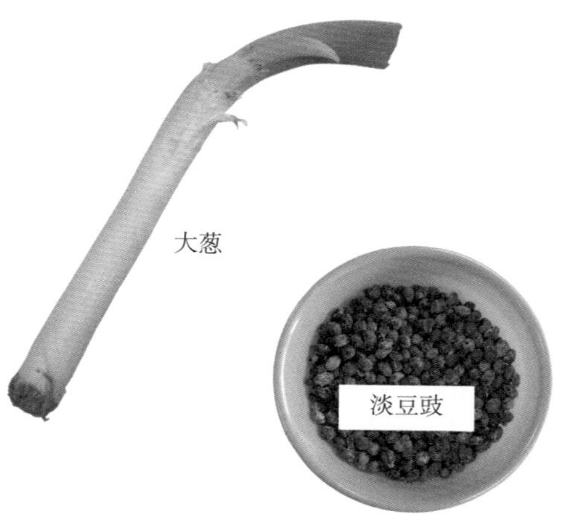

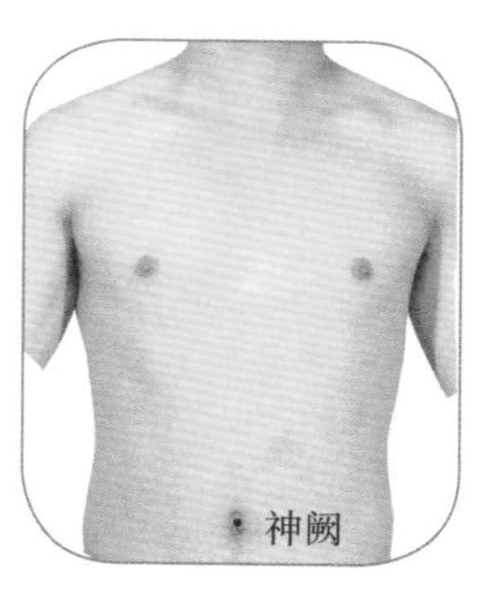

13 呃逆

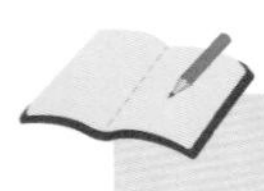

“小案例”——突如其来的呃逆

李先生因这两天呃逆不停，夜间连睡觉都困难，严重影响了自己的工作、生活。李先生的母亲知道后，把家里的活络止痛贴拿出来剪了一块，在火上烤至温热后，贴敷在李先生的肚脐上，并用手掌做顺时针的按摩，以促进血液循环。10 分钟后呃逆有所减轻，半小时后呃逆症状竟然消失了。

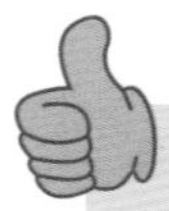

“小妙招”——神奇的止痛膏药

呃逆，即打嗝，因胃气上逆动膈、胃失和降所导致，多发生在中年男性。应用活络止痛贴烘热后，借助其中活血行气止痛的药物成分，通过温热作用与神阙穴传导入皮肤深部而发挥其治疗作用，同时配合传统的按摩手法，可达到行气活血、气机通畅的目的，进而使胃气得降、呃逆得除。也可配合按压攒竹、至阴穴进行止呃逆的治疗。常用的止呃逆的方法有很多，下面列举一些简单有效的方法。

①深呼吸法：如进食时发生呃逆，可以暂停进食，做几次深呼吸，即可缓解。

②喝水弯腰法：将身体弯腰至 90 度时，大口喝下几口温水，因胃部离膈肌较近，可从内部温暖膈肌，在弯腰时，内脏还会对膈肌起到按摩作用，可缓解膈肌痉挛，瞬间达到止呃的目的。

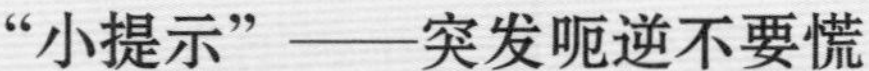

“小提示”——突发呃逆不要慌

● 吃饭时不要过快过急，应细嚼慢咽。如吃饭时忽然发生呃逆，可使用少量醋，进行快速治疗。或将一杯凉白开分多次喝下，咽下水与打嗝同时进行。

● 婴儿打嗝时，可将婴儿抱起，用指尖在婴儿的嘴边或耳边轻轻瘙痒，一般至婴儿发出笑声，打嗝即可停止。

● 若呃逆不止，应尽快去医院进行治疗。

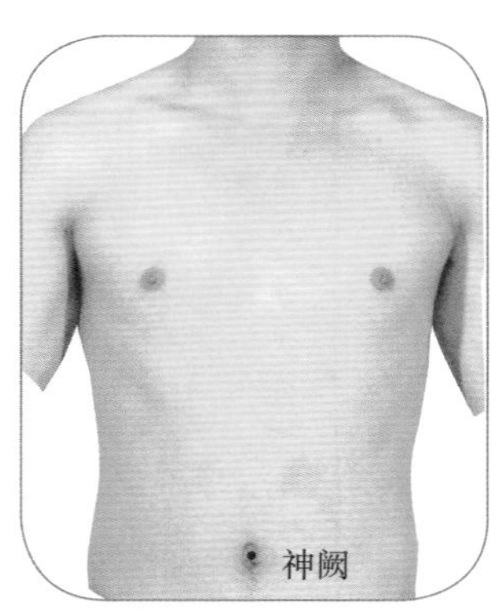

③惊吓法：趁其不注意猛拍一下患者的后背，也能止呃。因为惊吓作为一种强烈的情绪刺激，可通过皮层传至皮下中枢，抑止膈肌痉挛。但有高血压、心脏病者应慎用。

④纸袋呼气法：用一个小塑料袋，罩住自己的口鼻，进行3～5次的深呼吸。将呼出的二氧化碳重复吸入，以增加血液中二氧化碳的浓度，从而抑制打嗝。

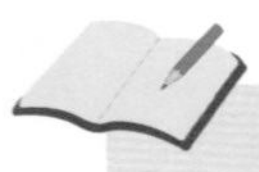

“小案例”——小强的闹心事

小强这几天一直食欲不振，吃什么都吐，每日呕吐 3 ~ 4 次，呕吐胃内容物，甚则吐绿色胆汁样物，量多，非喷射性，多在进食后 2 ~ 3 小时发生。去医院检查了一圈没有发现实质性的疾病，只开了些助消化的药。小强妈妈来看小强，忙去药店买了半夏，跟生姜一起捣烂炒热后，敷在小强的肚脐上，药凉了以后便取下来，连着敷几次，小强的呕吐竟也出奇的好了。

“小妙招”——生姜、半夏止呕吐

呕吐原因有寒热虚实之分，病机为气机逆乱、胃失和降，总治则为理气降逆、和胃止呕。在中医治疗中，半夏具有良好的止呕之效，为止呕要药，并可通过化痰以收消痞散结之效，长于治疗脏腑湿痰诸证。半夏常与生姜配伍，相使而相畏，其止呕之力倍增，且毒性减弱。而神阙为任脉之要穴，神阙局部为腹壁最薄之处，药物易于穿透和弥散，且脐下两侧有丰富的动静脉血管网，药物易于吸收。将炒热的生姜、半夏敷在神阙，热力可使药物更快地进入人体，被人体吸收。

“小提示”——明确病因早治疗

● 半夏购买时，要购买制半夏，制半夏是半夏的炮制加工品。制半夏能激活迷走神经传出活动而发挥镇吐作用，生半夏则能“戟人喉”“令人吐”。

● 要积极查明呕吐的原因，剧烈呕吐者应尽快送往医院检查处理。频繁而剧烈地呕吐可引起脱水、电解质紊乱等并发症。

● 饮食方面也应注意调理。脾胃素虚者，饮食不宜过多，同时勿食生冷瓜果等，禁服寒凉药物。若胃中有热者，忌食肥甘厚腻、辛辣香燥、醇酒等物品，禁服温燥药物，戒烟。

● 对呕吐不止的病人，应卧床休息，密切观察病情变化。服药时，尽量选择刺激性气味小的药物，否则随服随呕，更伤胃气。服药方法，应少量频服为佳，以减少胃的负担。根据病人情况，以热饮为宜，并可加入少量生姜或生姜汁，以免格拒难下，逆而复出。

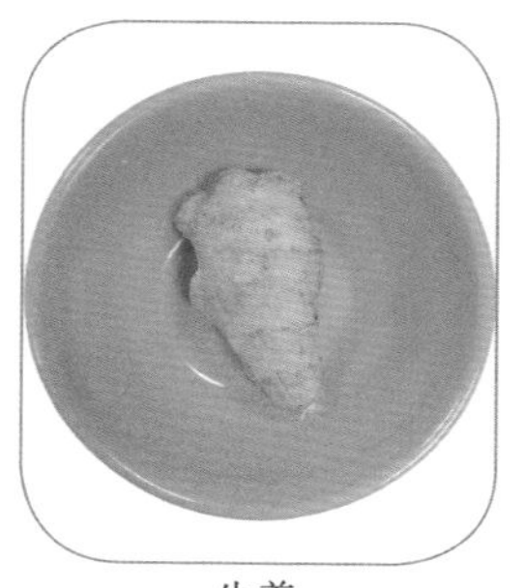
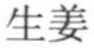
生姜

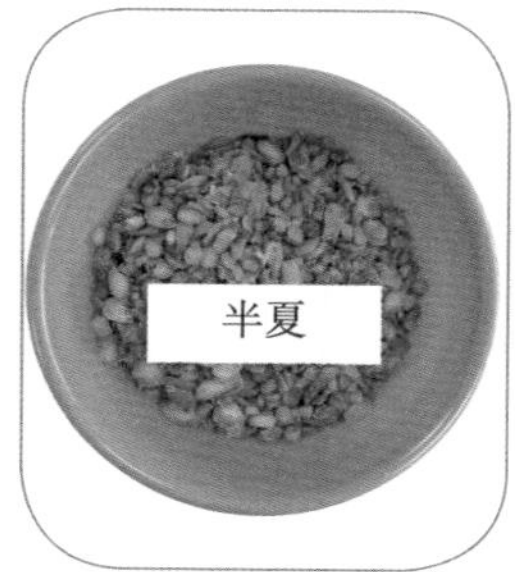

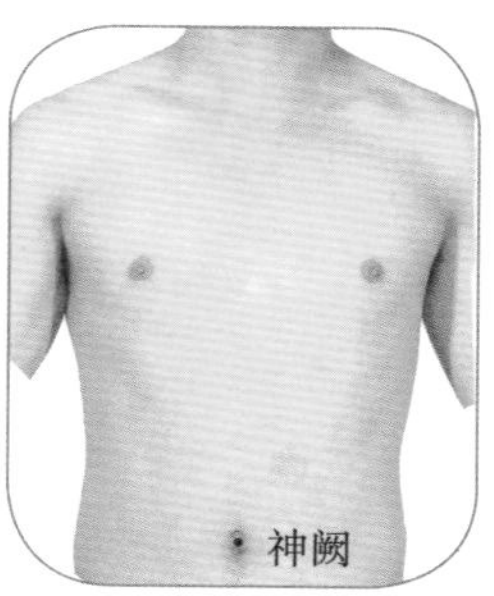

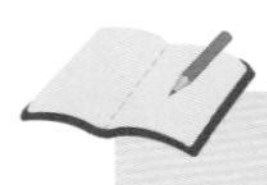

“小案例”——泄泻小偏方

李先生被诊断患有痢疾，服用氯霉素后下痢虽止，但仍感觉上腹部不适，似阻似胀，腹痛始终未停止，时轻时重，去市医院做钡灌肠检查，被医生诊断为结肠炎，经过一个疗程的治疗后效果并不十分明显。一个偶然的机会李先生喝了些烈性酒，发现胃部舒服了许多，从此便养成了每晚饮酒的习惯。其妻子觉得每日饮酒对身体伤害很大，便打听到一个小偏方可以治疗李先生现在的症状，抱着试试看的态度，就尝试着将大蒜捣烂后涂抹于李先生的涌泉和神阙穴处，连续贴敷一周，果然起到了良好的消炎杀菌的作用。

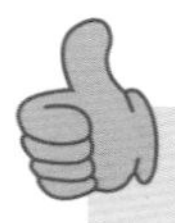

“小妙招”——小偏方大功效

泄泻亦称腹泻，是指大便次数增多，粪便溏薄或完谷不化，甚至泄如水样的疾病。大蒜具有消炎解毒的作用，疗效显著，将大蒜捣烂，直接贴敷于患者的神阙和涌泉穴处，每次约 1 ～ 2 个小时，每日一次；若能配合口服蒜瓣 2 ～ 3 枚，效果更佳。之所以这样的小偏方简便有效，是因为大蒜性味属辛、温，归脾、胃、肺经，同时大蒜具有解毒、消肿、杀虫的功效。研究发现大蒜能够强力杀菌，常用于治疗痈肿、疖肿、癣疮、肺痨、顿咳、痢疾、泄泻、虫积腹痛等。本方法多用于小儿泄泻，成人泄泻亦可起到很好的疗效。

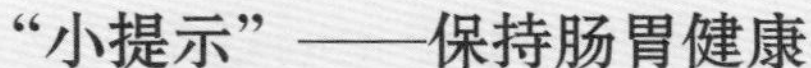

“小提示”——保持肠胃健康

● 平时注意饮食清洁，饮食宜清淡、易消化，少进肥甘、厚味、甜腻之品，选用健脾补益之品，如豆制品、鳗鱼、鲫鱼、牛羊肉、瘦猪肉、鸡蛋、牛乳等；蔬菜如扁豆、南瓜、番茄等，亦可选姜、椒调味品，以及栗子、龙眼、大枣等食品。

● 患者一定要保持肠胃健康，严禁食用过于辛辣、油腻的食物，以减轻脾胃消化的负担。

● 常年泄泻的患者平时要注意保暖，避免着凉。尤其是腹部注意保暖，对冷痛者可予艾灸、隔姜灸等温热治疗。

● 患者也应保持良好情绪，避免精神刺激。

● 少数人脚心敷蒜处起水疱，可暂停敷贴，待水疱破后，皮肤复原时再敷贴，一般不会再起水疱。

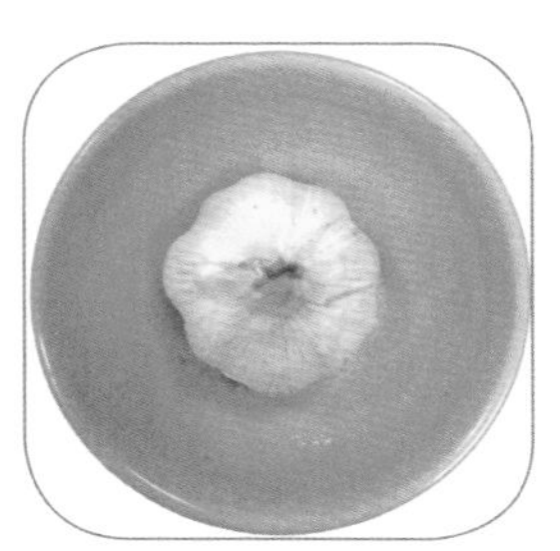

大蒜

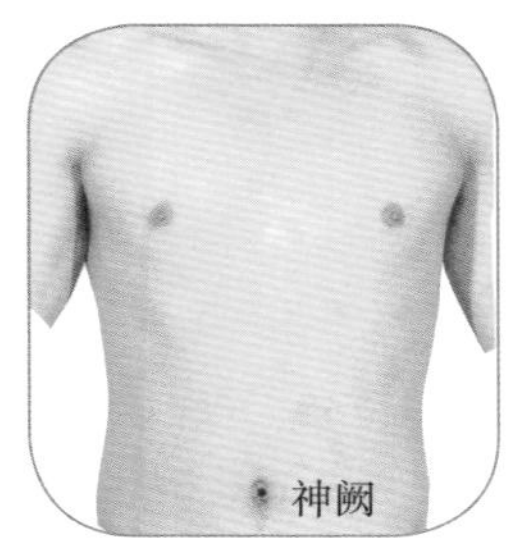

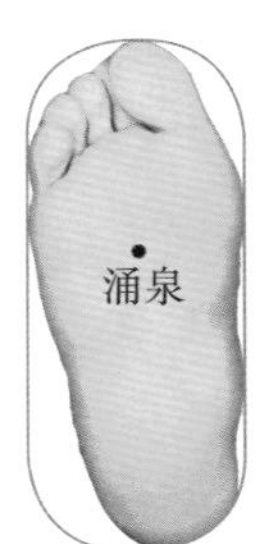

16 遗精

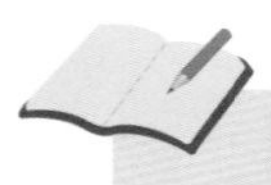

"小案例"——遗精问题不可忽视

局某发现自己近半年开始有梦遗的症状，刚开始的时候并无任何不舒服的症状，两三个月后便开始觉得头晕无力，记忆力减退，甚至腰酸腿软，头晕耳鸣。局某才二十出头，连女朋友还没有呢，很担心自己的生育问题，曾多次服西药，但问题仍然没有解决。在中医院看病时，医生予以葱子、韭菜子、附子、肉桂、丝瓜子各 90g，入麻油中熬煮后，用松香枝搅拌，再加煅龙骨、麝香搅匀，将药膏摊于狗皮上，药膏制好后贴于气海穴，每日 1 次，经 1 个疗程的治疗，局某遗精次数减为每周 1 次，3 个疗程后诸症自消。随访半年未复发。

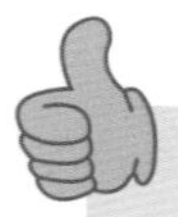

"小妙招"——气海入药显于饮

遗精的病理变化总属肾失封藏，精关不固。葱子具有补中益精，明目散风之功效，韭菜子具有补益肝肾，壮阳固精的功能，另加一些温阳散寒，疏通经络的附子、肉桂、丝瓜子等中药，入麻油中熬，用松香枝搅拌，再加煅龙骨、麝香搅匀，将药膏摊于狗皮上，贴于气海穴，每日 1 次。用以治疗症见梦遗频作，甚至滑精，腰酸膝软，咽干，心烦，眩晕耳鸣，健忘失眠，低热颧赤，形瘦盗汗，发落齿摇，舌红少苔，脉细数者。属肾虚不固型的遗精，用上述方法效果显著。

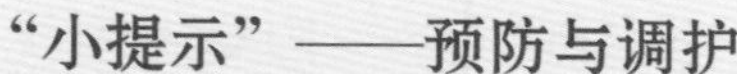

● 注意精神调养，排除杂念。丰富文体活动，适当参加体力劳动或运动。

● 注意生活起居，节制性欲，戒除手淫。被褥不宜过厚，内裤不宜过紧。

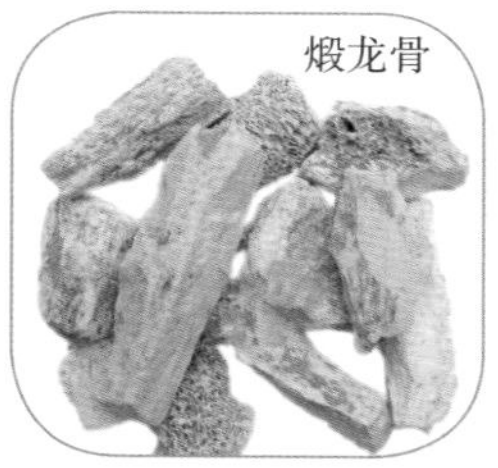

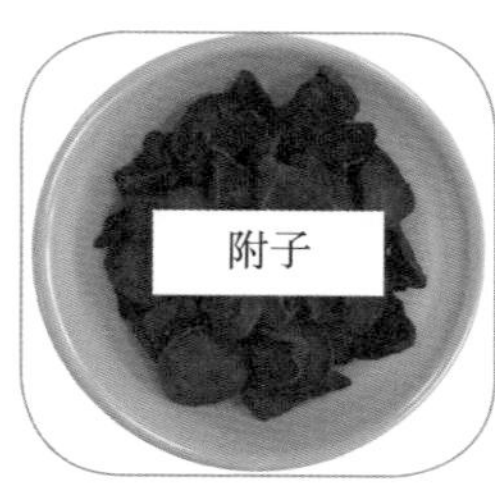

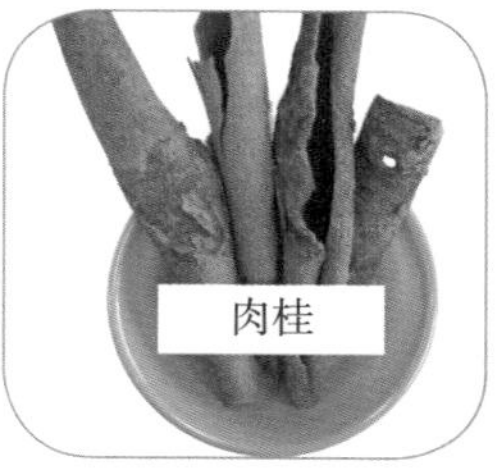

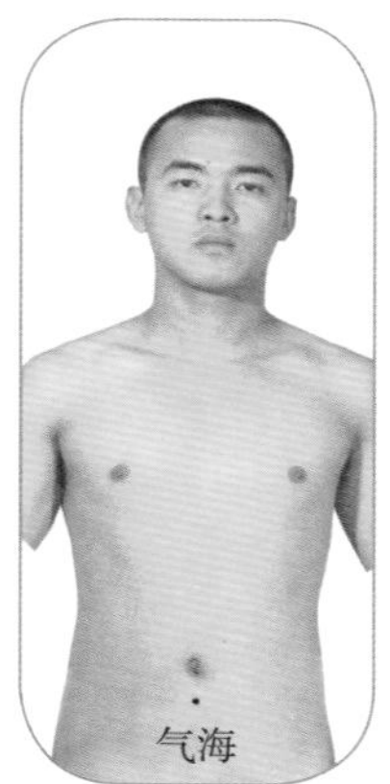

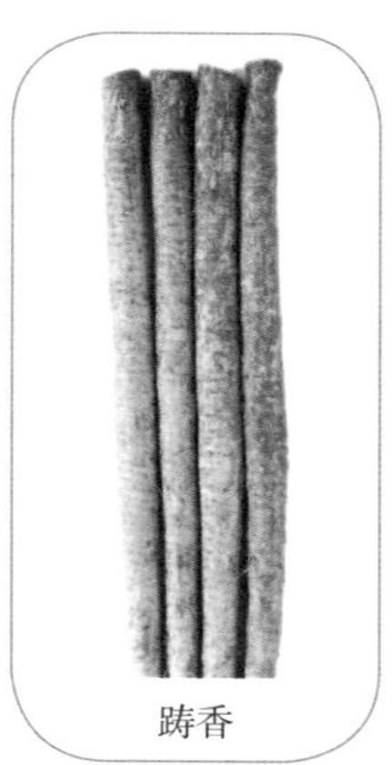

17 阳痿

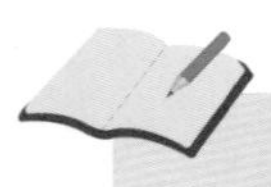

“小案例”—— 阳痿的困扰

吴先生患阳痿举而不坚已6个多月，正当壮年的时候出现面色无华、精神疲倦、腰膝酸软、头晕目眩等症，这让吴先生很是着急。经朋友介绍，采用生附子30g，研成细末，外敷时取上药适量，加水调如糊膏状，敷于双侧涌泉穴，用纱布覆盖，胶布固定，每天换药1次。半个月后病情改善，阳痿好转，数月后并未复发。

“小妙招”——生附子巧治阳痿

阳痿是一种男性性功能方面的疾病，又称勃起功能障碍（国际上简称ED），阳痿具体表现为阴茎萎软或举而不坚，神疲乏力，头晕目眩，五心烦热，尿黄便干者，属于肾阴亏虚型。可取生附子30g，研成细末，外敷时取上药适量，加水调如糊膏状，敷于双侧涌泉穴，用纱布覆盖，胶布固定，每天换药1次。之所以选择生附子，是因为生附子性味辛、甘，归肾经，具有回阳救逆，补火助阳的作用，其温肾暖脾，补命门火之力胜。

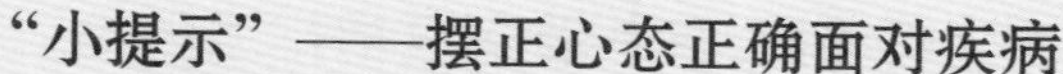

“小提示”——摆正心态正确面对疾病

● 每位患者在贴敷前应进行全面系统检查，重点是生殖系统、第二性征的发育、心血管及神经系统检查，以排除其他病症。

● 敷贴期间尽量避免房事。积极从事体育锻炼，增强体质。

● 要注意情志的疏导，要对性知识有充分的了解，充分认识精神因素对性功能的影响。要正确对待“性欲”，不能看作是见不得人的事而厌恶和恐惧，不能因为一两次性交失败而沮丧担忧，缺乏信心。

● 避免服用可能引起阳痿的药物，如因疾病必须服用某类药物时，应尽量选择那些对性功能没有影响的药物。

● 可适量食用狗肉、羊肉、麻雀肉、核桃、牛鞭、羊肾等，含锌食物如牡蛎、牛肉、鸡肝、蛋、花生米、猪肉、鸡肉等，含精氨酸食物如山药、银杏、冻豆腐、鳝鱼、海参、墨鱼、章鱼等，都有助于提高性功能。

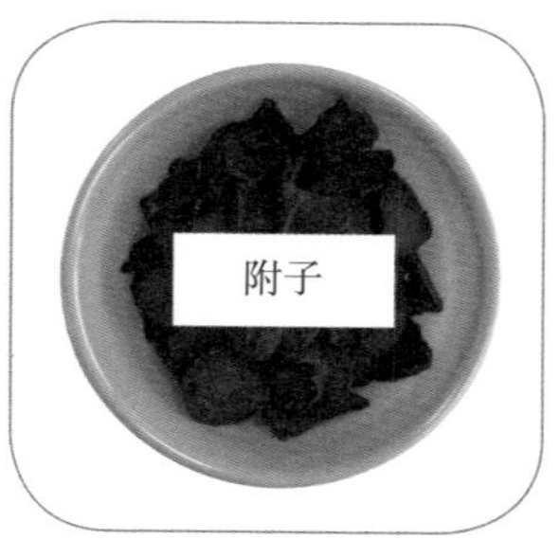

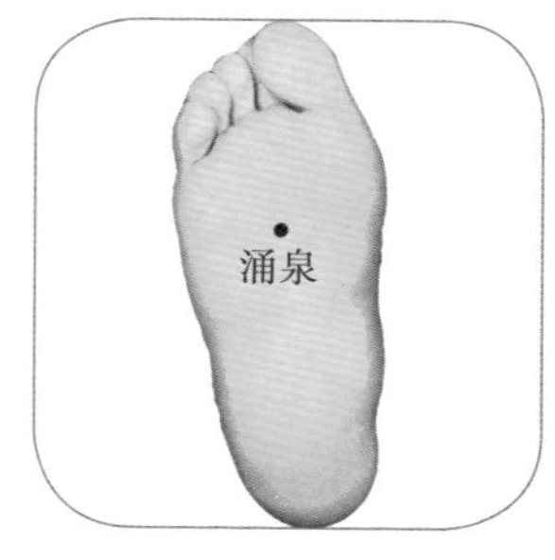

18 癃闭

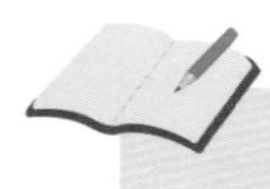

“小案例”—— 张老汉的排尿困难

张老汉最近发现自己小便淋漓不尽、少腹坠胀，每欲解小便时，都会出现坠胀感，伴头昏头晕、气短胸闷、闷塞心慌等，之前医生以利尿、温化、滋肾等方法治疗，均未取得良好的效果，病情反而越来越糟。经朋友推荐，一位赤脚医生给他开了一个小药方，取薄荷 10g、冰片 2g、黄芪 15g，研磨成末，敷贴于足三里处，每日 2 次。张老汉抱着试试看的态度开始进行治疗，没想到的是，半个月以后，张老汉的病情竟然得到了明显改善，张老汉信心大增，决定进行系统治疗，连续治疗 3 个月后病情痊愈，至今未复发。

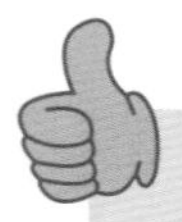

“小妙招”——小药膏大作用

癃闭主要表现为时欲小便而不得出，或量少而不爽利、气短、语声低微、小腹坠胀、精神疲乏、食欲不振，重者头昏头晕、气短胸闷、闷塞心慌。方中所用的药物薄荷具有止痛止痒，散热，辟秽解毒的功效，可治疗流行性感冒、头疼、目赤、身热、咽喉、牙床肿痛等症，外用可治疗神经痛、皮肤瘙痒、皮疹和湿疹等。冰片具有通诸窍，散郁火，去翳明目，消肿止痛的作用。黄芪具有益气固表，利水的作用。将药物研磨成末敷贴于足三里，安全可靠，疗效显著。

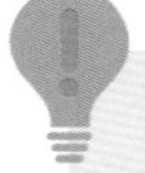

“小提示”——积极治疗，早日摆脱疾病

● 锻炼身体，增强抵抗力，保持心情舒畅，切忌忧思恼怒。

● 消除诸如憋尿、压迫会阴部、外阴不洁、过食肥甘辛辣、过量饮酒、贪凉、纵欲过劳等外邪入侵和湿热内生的有关因素。

● 积极治疗淋证、水肿、尿路及尿路周边肿瘤等疾病，对防治癃闭有重要意义。

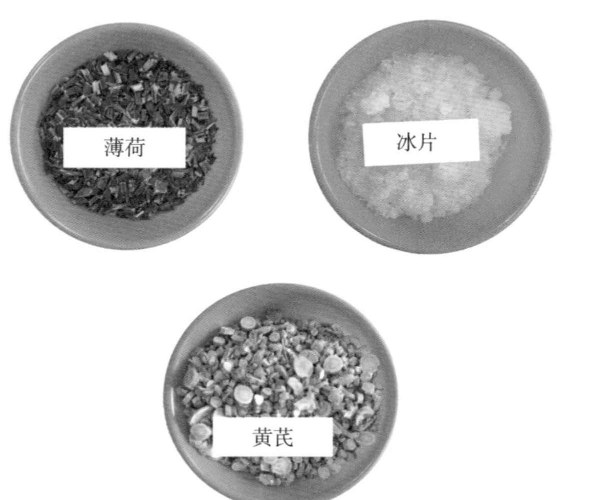

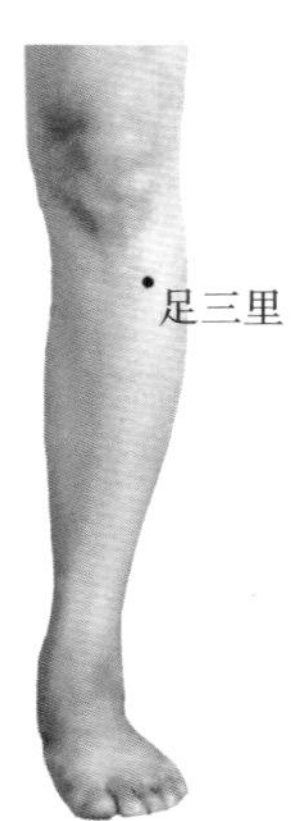

19 尿频

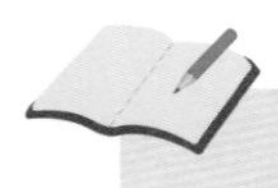

“小案例”——刘先生的难言之隐

在一线城市的生活压力很大，对刘先生的影响也很大，最近一段有个很明显的症状就是总跑厕所，便忙去医院做了检查，才知道自己是尿频。医生开了个小药方，让刘先生回家将丁香、肉桂磨碎成末，过筛后用黄酒调成膏状，每晚敷在神阙穴，用纱布包裹，最外层用胶布固定。每日 1 次，敷 5 天休息 2 天，连续敷 3 周。开始贴敷后，刘先生能明显感觉出上厕所的频率较以前慢慢减低。疗程结束后，已恢复正常。

“小妙招”——缩泉丸的妙用

正常成人白天排尿 4 ~ 6 次，夜间 0 ~ 2 次，次数明显增多称为尿频。尿频是一种症状，并非疾病。人体的膀胱是由平滑肌组成的空腔容器，它的作用是储存尿液，其本身具有很好的伸缩性。当尿液达到一定量，其产生的压力超过膀胱的耐受程度时，人就有了尿意，需要排尿。当身体素质、性功能下降时，体内的雄激素水平下降，膀胱平滑肌的肌纤维张力也出现了下降，使得膀胱的伸缩性降低。当尿液积到的量并不比正常量多时，其所产生的压力已经和正常量时相同，这就有了排尿的需求，出现尿频，中医将尿频列为“肾虚”的症状之一。缩泉丸的主要成分是丁香和肉桂，两种药物等量配比，加黄酒调制而成。丁香温中暖肾，肉桂补元阳，二者配合使用，直入肾经，温肾助阳；黄酒

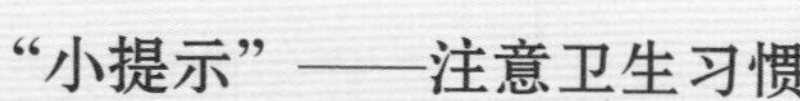

“小提示”——注意卫生习惯

● 治疗中应注意卫生，防止外阴部感染及异物刺激。

● 养成良好的排尿习惯。注意锻炼身体，增强体质。

● 多盐多糖饮食皆可引起多饮多尿，生冷食物可削弱脾胃功能，对肾无益，故应禁忌。玉米、薏苡仁、赤小豆、鲤鱼、西瓜等食物，因其性味甘淡，利尿作用明显，可加重病情，故应忌食。

● 育龄期女性若有尿频症状，需检查是否有妊娠现象。

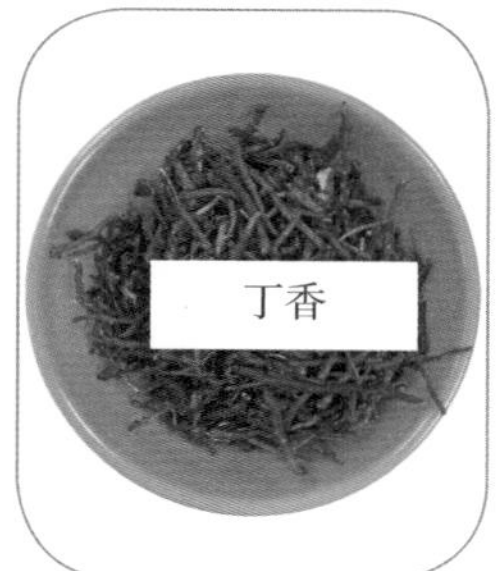

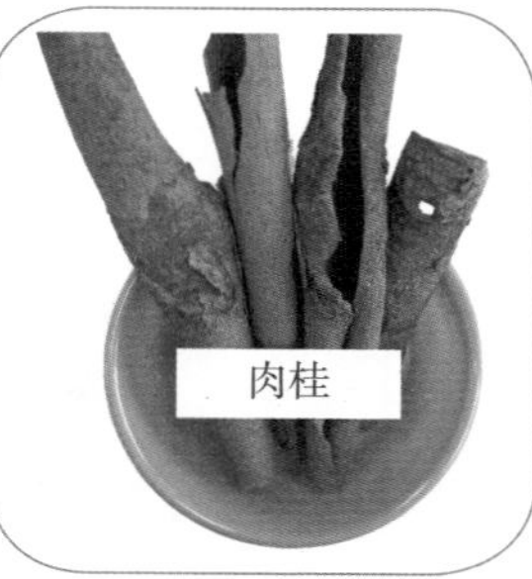

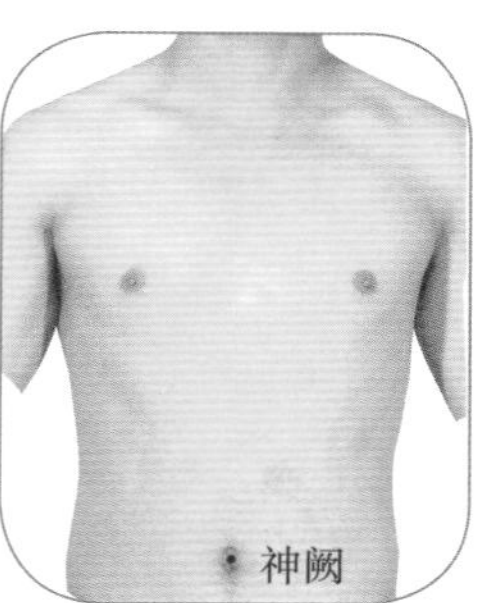

调和更能促进药物的吸收和发挥作用；神阙在经络里是任脉的重要穴位，而就脐的部位而言，内为小肠和大肠的居所，位于人体正中，是上下左右交通之枢纽，是升降出入的关键部位，气机的中转站。在现代研究中，外敷药物在神阙穴，更有利于药物的吸收和发挥作用。

20 腰椎间盘突出症

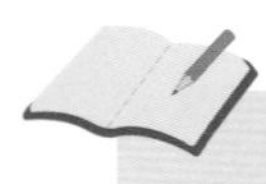

“小案例”——高先生的腰痛病

高大爷今年快 70 岁了，半年前一次小扭伤让高大爷一直有腰痛，伴左（或右）侧下肢疼痛、麻木，行动不便。这几天降温，高大爷的病情加重了。检查后发现高大爷腰大肌紧张，L4 ～ 5 左（右）压痛明显并放射至足底，左侧小腿肌力减退，左侧小腿外侧痛觉明显减退。X 线腰椎平片显示：腰椎生理曲度消失，并右侧弯；L4 ～ 5 椎间隙变窄，正位显示 L4 ～ 5 椎间隙前窄后宽。症见腰腿痛缠绵不愈，劳累更甚，肌肉萎缩。医生嘱咐高大爷的儿女们将黑豆粉碎后，敷贴在高大爷的腰部疼痛处，每日 2 次，连敷半个月，病情好转。

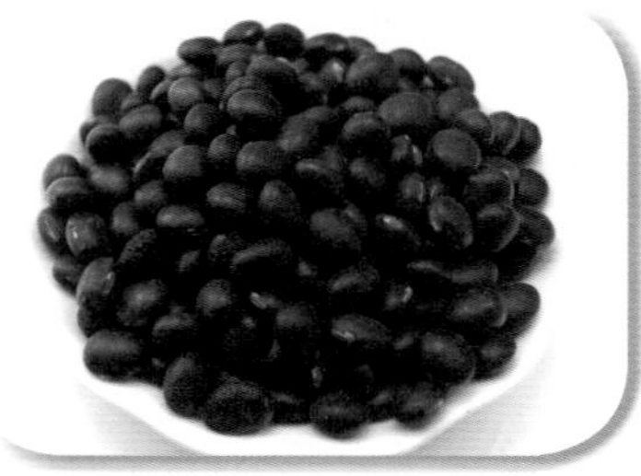

黑豆

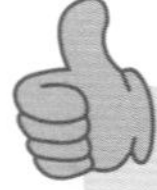

“小妙招”——巧用黑豆粉

黑豆味甘，性温，归心、脾、肾经，主要具有补肾滋阴，除湿利水之功效。将黑豆粉碎后，用开水调成膏，将调好的药膏敷贴在腰部阿是穴，可治疗肾虚腰痛。

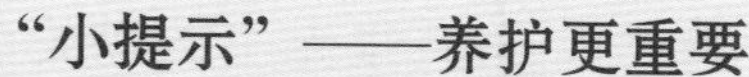

“小提示”——养护更重要

● 睡硬板床，可以减少椎间盘承受的压力。白天腰部戴一个腰围（如腰痛治疗带），有利于腰椎的恢复。

● 注意腰间保暖，尽量不要受寒，避免着凉和贪食生冷之物，不要长时间在空调下，这样对腰部不太好，并注意加强腰背部的保护。

● 保持良好的生活习惯，防止腰腿受凉，防止过度劳累。不要做既弯腰又用力的动作（如拖地板），注意劳动姿势，避免长久弯腰和过度负重，以免加速椎间盘的病变。

● 可多吃一些含钙量高的食物，如牛奶、奶制品、虾皮、海带、芝麻酱、豆制品等均含有丰富的钙，经常吃有利于钙的补充，注意营养结构的平衡。

● 站姿或坐姿要正确，脊柱不正，会造成椎间盘受力不均匀，是造成椎间盘突出的潜在病因。正确的姿势应该是“站如松，坐如钟”，胸部挺起，腰部平直。同一姿势不应保持太久，适当进行原地活动或腰背部活动，可以缓解腰背肌肉疲劳。

● 锻炼时压腿、弯腰的幅度不要太大，否则不但达不到预期目的，还可能会造成椎间盘突出。提重物时不要弯腰，应该先蹲下拿起重物，然后慢慢起身，尽量做到不弯腰。

21 肱骨外上髁炎

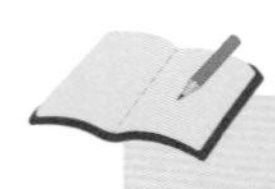

“小案例”——张先生的肘关节

张某，男，41 岁，农民。诉右肘关节外侧疼痛无力，同时伴有运动障碍半年多了，时轻时重，缠绵不愈。近来握钳子旋转时疼痛加剧，并放射至前臂。医生做了体格检查发现，患者右肩关节活动正常，右肱骨外上髁轻度肿胀，压痛呈阳性，肱桡关节滑囊和桡骨头前缘处压痛也呈阳性，右肘关节 X 线摄片无阳性发现，诊断为右侧肱骨外上髁炎。医生建议用斑蝥、雄黄外敷右侧肱骨外上髁至桡骨茎突间最明显的压痛点（即阿是穴）上，以胶布固定，10 小时起水疱后揭去胶布。1 周后水疱自行吸收，创面愈合，疼痛消除，治疗 1 次即可痊愈。随访 1 年未见复发。

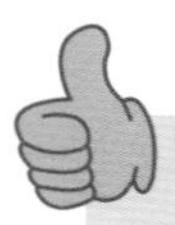

“小妙招”——斑雄粉巧治网球肘

肱骨外上髁炎俗称网球肘，是肘关节外侧前臂伸肌起点处肌腱发炎疼痛。网球、羽毛球运动员较常见，家庭主妇、砖瓦工、木工等长期反复用力做肘部活动者，也易患此病。像张先生这样的肱骨外上髁炎可以采用穴位贴敷的方法，具体操作是将斑蝥与雄黄按 1 ∶ 3 的比例研末混匀，装瓶备用。使用时以斑雄粉少许调入适量蜂蜜成厚糊状，如绿豆大小，敷贴在患侧肱骨外上髁至桡骨茎突间，找出最明显的压痛点（即阿是穴）上，其余穴位每次任选两个交替使用，以胶布固定，8 ～ 24 小时起水疱后

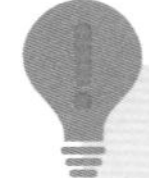

“小提示”——发疱效果更明显

● 斑蝥粉外敷后一般 8 ~ 24 小时引起发疱，个别敏感体质患者敷贴后短时间内即感局部疼痛难忍，此时应当终止治疗，不可拘泥于 8 ~ 24 小时之常法。若 24 小时后仅见局部红赤而未发疱者亦有疗效。临床上压痛点越明显，压痛范围越小，疗效越好；反之疗效较差，如敷贴 2 次效果不明显者应改用他法。

● 斑蝥、雄黄均有大毒，笔者采用小剂量、短期外敷，未见明显毒副反应。临床应用报道中仅有 2 例阳虚体弱患者敷贴 2 次后出现畏寒，施以局部温和灸后缓解，因此，体弱阳虚者应慎用。

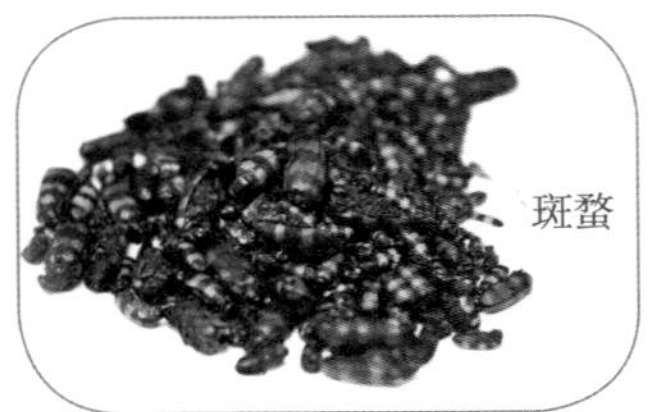
斑蝥

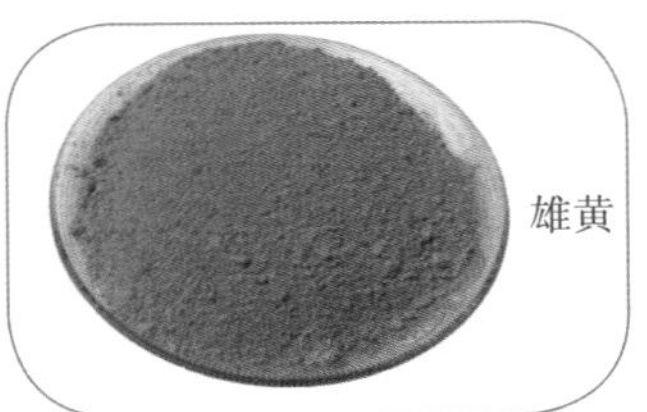
雄黄

揭去胶布。如局部水疱较小者，5 ~ 7 天可自行吸收，水疱较大者可用消毒三棱针穿刺排液，并用消毒纱布覆盖，以防感染，约 1 周后创面愈合，可重复治疗。斑蝥具有破血消瘀，攻毒蚀疮之功效。临床上外用时，主要用于破血消瘀，缓解患者局部疼痛。

22 前列腺炎

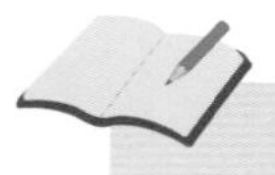

“小案例”——钱先生被“前”困扰

钱先生患慢性前列腺炎有 3 年多了，有小腹下坠及睾丸抽痛，并有排尿痛及排尿延迟，点滴难出，晚上辗转不安，难于入睡。伴有畏寒肢冷、小便滴沥涩痛、痛引睾丸、眼眶黧黑。医生给予直肠指诊检查，结果显示前列腺体积增大，有大小不一的结节，质地较硬，表面不规则，有压痛。医生建议将吴茱萸研末，用酒、醋各半，调制成糊状，外敷于中极穴，8 天后，患者小便涩痛、睾丸疼痛等症状明显缓解。1 个疗程后其他症状消失，尿检、白细胞、红细胞、血流变均正常，前列腺压痛消失。随访 1 年多未复发。

“小妙招”——吴茱萸巧治前列腺炎

前列腺炎是泌尿外科的常见病，属于男性疾病，尤其是中老年男性多患有此病。吴茱萸具有散寒止痛，疏肝下气，温中止泻等功效，并且具有显著的透皮作用，在贴敷疗法中应用十分广泛。将吴茱萸研末，用酒、醋各半，调制成糊状，外敷于中极穴，局部用胶布固定，每日 1 次，疗效显著。其中中极穴的位置为人体前正中线，肚脐下 4 寸，就是肚脐与耻骨联合之间，由下向上 1/5 的位置。

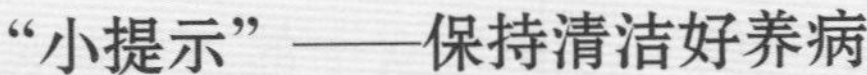

"小提示"——保持清洁好养病

● 本病为泌尿系统较顽固的疾病之一，特别是慢性前列腺炎往往经久难愈，且容易复发。前列腺位置隐蔽，慢性炎症者用药物治疗难以达到明显效果，定位敷贴疗法对本病治疗效果较好，如配合清热利湿或活血化瘀、分清利浊之中药，可以明显提高疗效。

● 在进行贴敷治疗前，首先要进行临床评估，确定疾病类型，针对病因选择治疗方法，对疾病的错误理解、不必要的焦虑，以及过度节欲会使症状加重。

● 注意保持局部清洁，预防感染，忌食辛辣刺激性食品，避免受凉或过度疲劳，节制性生活。

● 还可配合前列腺按摩，适当的前列腺按摩可促进前列腺管排空，增加局部药物浓度，进而缓解慢性前列腺炎的临床症状。热疗主要是利用多种物理手段所产生的热效应，以增加前列腺组织的血液循环，加速新陈代谢，有利于消除组织水肿，缓解盆底肌肉痉挛等。

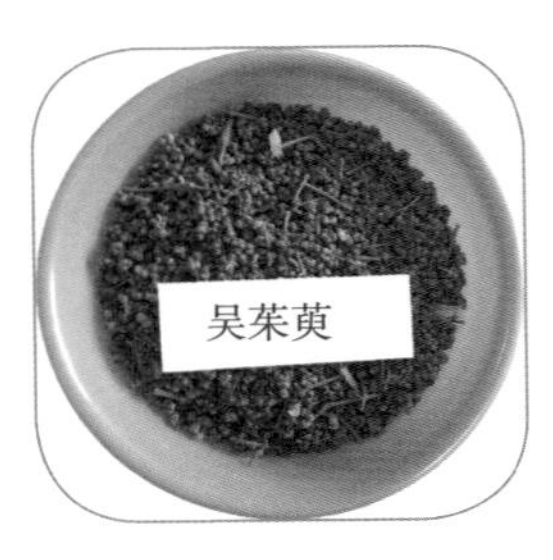

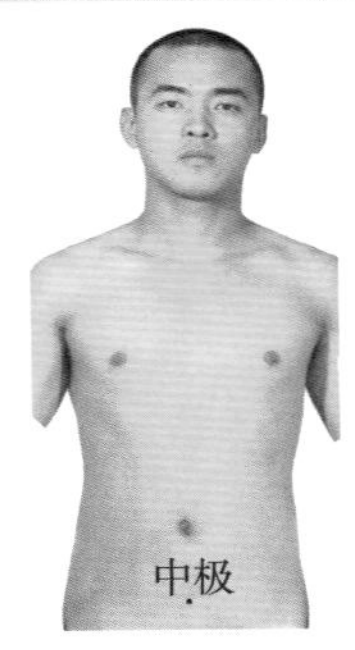

23 颞下颌关节紊乱综合征

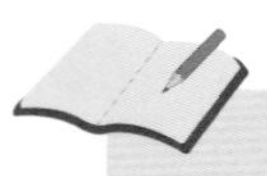

“小案例”——王女士的下颌问题

王甜甜，22 岁，在校大学生，总是因为学习、生活的影响，或者天气变凉时，咀嚼食物时出现下颌关节交锁，耳前区出现阵阵疼痛，有时有轻微的弹响声，致使她情绪非常不好。到医院就诊，医生告诉她这不属于脱位性质的下颌关节问题，而是一种自限性疾病，也是一种自愈性疾病。患者出现开口不利，咀嚼受限，关节弹响，咀嚼时关节区疼痛，平时酸胀麻木不适，遇寒湿风冷则症状加重等。医生建议先保守治疗，改变生活习惯，少吃硬食物，控制打哈欠，纠正咬合关系。并用中药穴位贴敷可以治疗，只用五倍子和麝香两味中药，经过研末之后敷于颧髎和颊车穴上就行。患者治疗 3 个疗程后取得了不错的效果。

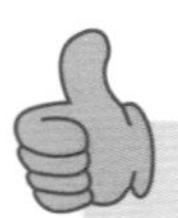

“小妙招”——穴位贴敷的妙用

颞下颌关节紊乱综合征是口腔颌面部最常见的疾病，主要临床表现为关节区疼痛、运动时关节弹响、下颌运动障碍等。对于开口不利，咀嚼受限，关节弹响，咀嚼时关节区疼痛，平时酸胀麻木不适，遇寒湿风冷症状加重者，可采用穴位贴敷疗法。用五倍子细粉适量与醋调成膏，摊于牛皮纸上约 0.3cm 厚，用时先取麝香 20mg，置于患侧颧髎、颊车穴位上（每穴 10mg），再敷五倍子膏，用胶布固定，敷贴 48 小时以上，方可换药，5 次为

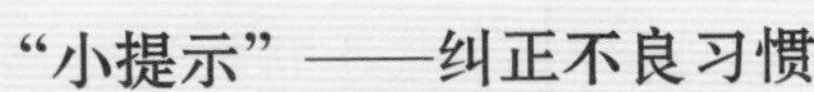

"小提示"——纠正不良习惯

● 避免开口过大而造成关节扭伤，如打哈欠、大笑。纠正不良咀嚼习惯，如单侧咀嚼、夜间咬牙等。

● 应每日进行张口练习，如张口受限时，应消除有害刺激，如治疗牙周炎，拔除阻生智齿，修复缺牙，矫正错颌等。改变单侧咀嚼习惯，忌食硬物，治疗夜间磨牙等。

● 预防本病的关键是调节生活节奏和秩序，合理饮食，保持口腔清洁，锻炼身体。定期进行口腔检查，及早治疗异常的咬合关系，尤为重要。对积极治疗无效者，则应高度警惕口腔及耳部的恶性肿瘤。

● 孕妇禁用麝香。

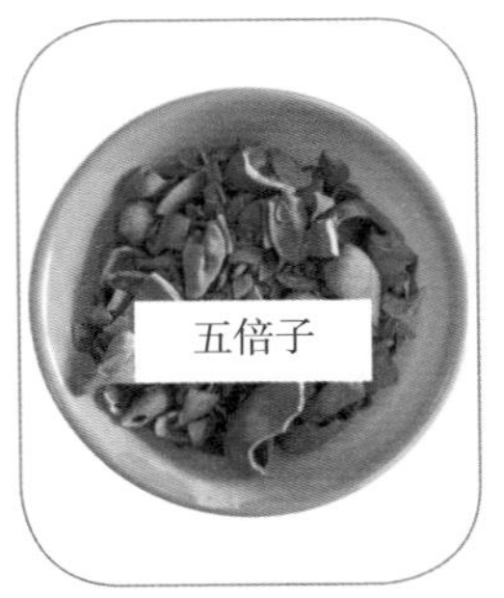

五倍子

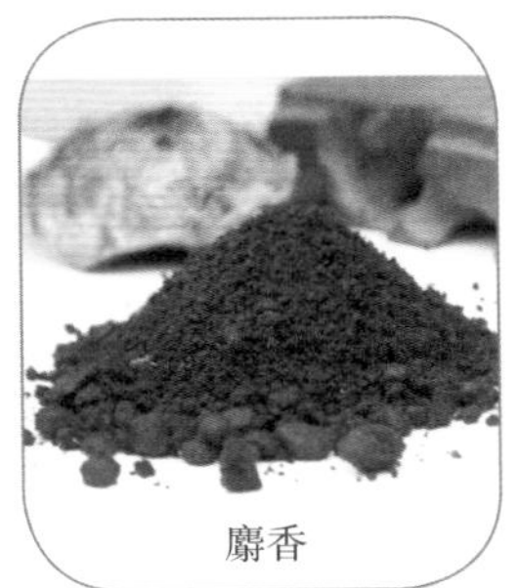

麝香

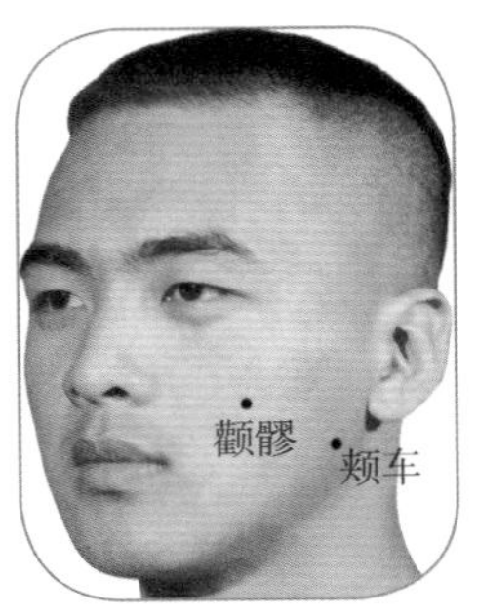

1 个疗程。颧髎定位：在面部，当眼外角直下方，颧骨下缘凹陷处。颊车穴定位：在面颊部，下颌角前上方约一横指处，咀嚼时肌肉隆起时出现的凹陷处。

24 回乳

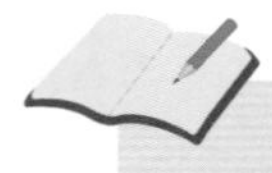

“小案例”——张小姐的忧愁事

张小姐坚持用母乳喂养自己的宝贝儿子，从生下大胖小子到现在，张小姐面临一个很严峻的问题，儿子已经七八个月大了，也差不多可以断奶了，于是她想回乳，因为担心药物的副作用，让张小姐一直也不敢尝试，邻居王大娘给张小姐支了一招，让她上药店买来了300g芒硝，均匀分为两份，分别放在两个棉布袋里，待乳汁排空以后敷在两侧乳房上，固定。待药包潮解以后更换，连续使用3～5天以后，配合生麦芽水煎代茶饮。

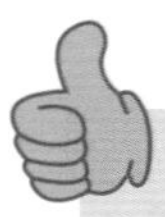

“小妙招”——芒硝配麦芽巧回乳

宝宝哺乳的时间一般为6～12个月，回奶期间，奶水是逐步减少，而不是一下全无，健康的哺乳期妇女需采取及时、适当的药物进行回乳，否则容易出现乳汁郁积和乳房胀痛，甚至出现急性乳腺炎等症。不适当的回乳方式，会增加乳腺增生、乳腺囊肿的概率。芒硝味苦、咸，性大寒，具有清热消肿的功效，可应用于实热积滞、大便秘结、痈肿疮疡的治疗。而研究证明，芒硝外敷对产后回乳的有效率可达到96.6%，主要是利用芒硝的主要成分在高渗环境下，借助渗透压，吸收了周围水分的原理，对肿胀的乳房内乳汁进行有效地吸收，再配合具有回乳功效的麦芽，可加速乳汁的吸收。此法可以避免回乳产生的副作用，更经济适用。

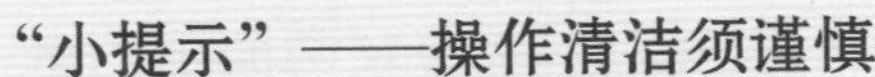

“小提示”——操作清洁须谨慎

● 每次敷药前须用温水将乳房部皮肤清洗干净。乳汁排空后进行贴敷更有利于药物的吸收。

● 可用冰袋冷敷乳房以减轻胀痛的感觉。如果发现乳房里有硬块，要及时用手揉开，防止乳腺炎。操作时动作应轻柔，避免损伤皮肤。

● 如果乳房胀得难受，可以挤出乳汁，但是不要完全挤出，否则会促进乳汁分泌，适得其反。回奶期间要注意减少对乳房、乳头的刺激，千万不要让宝宝再吸乳汁，也不要让宝宝摸，淋浴时也要避免用热水冲洗乳房。

● 回奶时饮食的选择，应忌食那些促进乳汁分泌的食物，如花生、猪蹄、鲫鱼、汤类等，少吃蛋白质含量丰富的食物，这样可以减少乳汁的分泌。治疗期间避免食用发乳、增加乳汁分泌的食物。

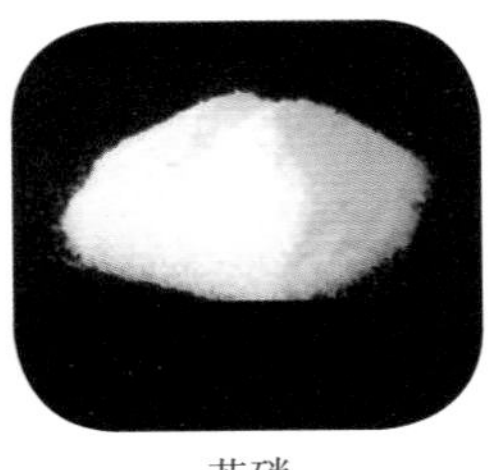

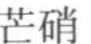

芒硝

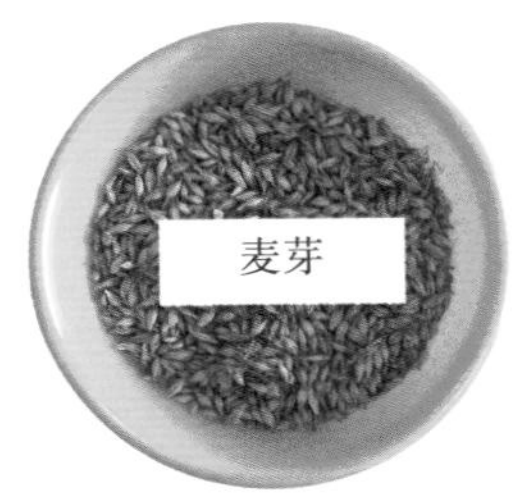

25 乳腺增生

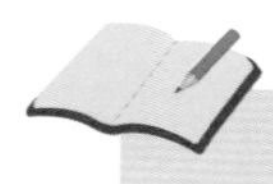

“小案例”——管阿姨的烦心事

管阿姨2年前查出来有乳房小叶增生，医生说没有什么大碍，管阿姨也就没放在心上，近日来由于犯愁儿子的工作问题，时常觉得乳房胀痛。复诊时检查，肿块推之可移，与皮肤并无粘连，且质地柔软，皮色正常，切片检查并无病变。管阿姨不放心，便请大夫给开了穴位贴回家进行治疗。其中穴贴药物为三棱、莪术、制南星、冰片，按3∶3∶3∶1的比例研成粉末状后，加甘油调成膏状后外敷患部，每日1次，每次可以贴敷4～6小时，经期须停止贴敷，1个月为1个疗程，一般需连续治疗3个疗程。

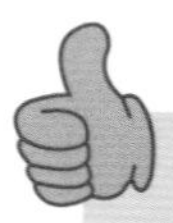

“小妙招”——巧用药效消肿块

乳腺增生是女性最常见的乳房疾病，应提前预防。三棱、莪术两味药物性味均属辛、苦，归肝、脾两经，具有破血祛瘀，行气消积止痛的作用。其中三棱更善于破血中之气，破血之力大于破气；而莪术善于破气中之血，破气之力大于破血。两药配伍可促使乳腺增生之肿块及纤维被吸收。制南星具有燥湿化痰，祛风止痉，散结消肿的功效，外用可改善乳腺增生之疼痛症状及促进肿块的吸收。冰片有开窍醒神，清热止痛的功效，极易被皮肤黏膜组织吸收，是一种良好的经皮吸收剂，可用于镇痛消炎。四种药物配合使用，可有效治疗乳腺增生病。

“小提示”——早发现、早治疗、早安心

● 保持乳房清洁，经常用温水清洗，女性要经常进行乳房自检，注意乳房肿块的变化，及时发现问题，并积极治疗。

● 乳腺增生患者饮食应以清淡为主，多吃绿叶蔬菜、新鲜水果。在无医嘱的情况下，尽量少服用含激素类的药物或保健品。患者宜常吃海带，海带有消除疼痛、缩小肿块的作用；多吃橘子、橘饼、牡蛎等行气散结之品，忌食生冷和辛辣刺激性食物。

● 按时作息，保持心情舒畅，合理安排生活。要注意调整自己的心态、情绪，积极配合治疗。患病期间要避免饮酒。

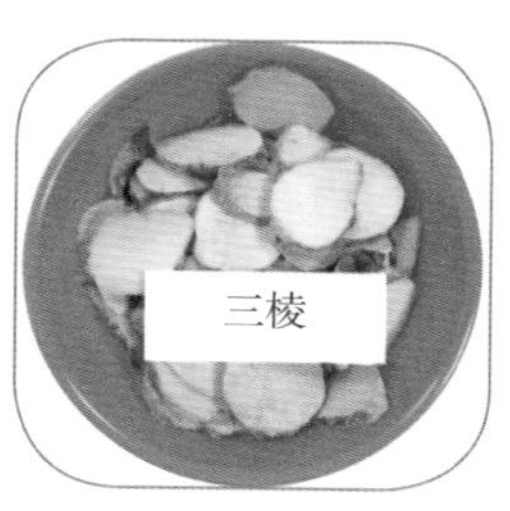
三棱

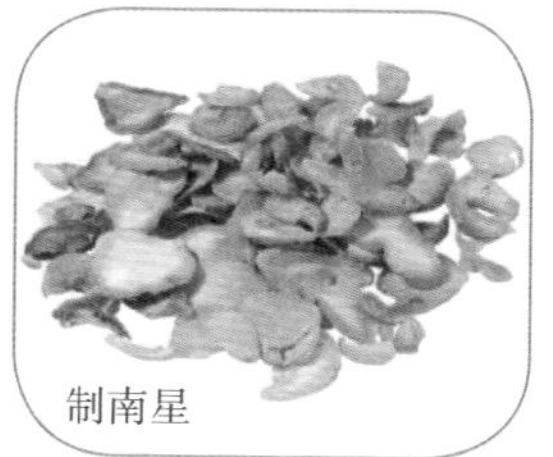
制南星

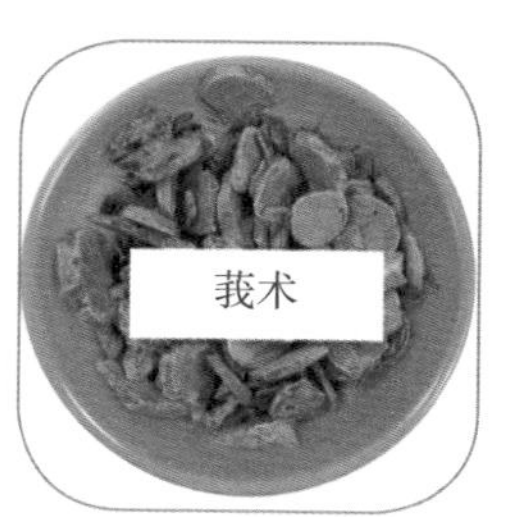
莪术

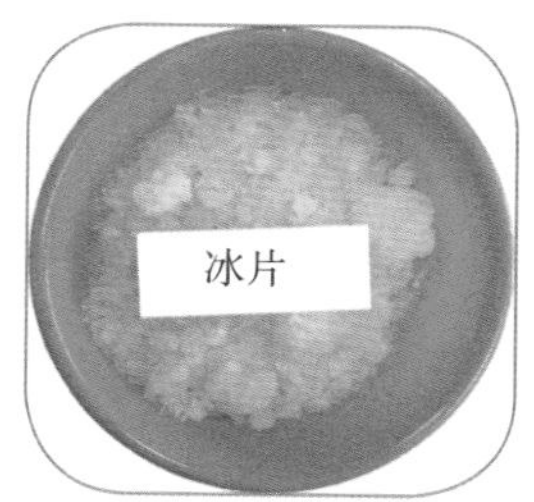
冰片

26 痔疮

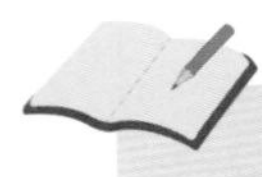

“小案例”——难言之隐、难言之痛

李女士患内痔已经有多年，期间偶有复发，但吃了药都能缓解，这次生产后 15 天，内痔忽然发作，疼痛难忍，不能端坐，食欲不好，精神状况也不好。李女士的丈夫忙带着媳妇去看医生，经医生检查，发现 3 点处有一痔核脱出，且水肿明显，无便血，也无感染。便嘱咐患者俯卧位，在八髎穴进行贴敷，数分钟后，李女士便觉得肛门内收感明显，疼痛减轻。由于李女士的小孩还未满月，医生嘱咐患者在家中进行治疗，将丁香与肉桂打成粉末，等量掺在一起，温水调匀，敷在八髎穴上，其上可敷一贴关节止痛膏，若家中有条件，可进行红外线灯照射，或者用艾灸熏烤，使其热力下渗。

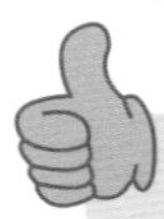

“小妙招”——巧用八髎治痔疮

痔（俗称痔疮）是一种位于肛门部位的常见疾病，任何年龄都可发病，但随着年龄增长，发病率逐渐增高。素有“十男九痔”“十女十痔”的说法。丁香、肉桂二药合用共入脾、肾经，具有温中补阳，散寒止痛之功效。八髎穴是上髎、次髎、中髎、下髎（左右共八穴）的总称，属足太阳膀胱经腧穴。上髎穴系足太阳、少阳之络，次髎穴为足太阴所结，中髎穴是足厥阴、少阳之会，下髎穴是足太阳、厥阴、少阳所结。由此可见，八髎穴不仅能治疗本经病症，还能调节肝、胆、肾之气机，对肝、胆、肾之疾病进行调理。

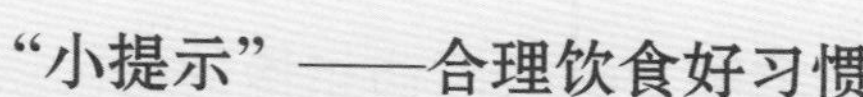

“小提示”——合理饮食好习惯

● 饮食尽量清淡。痔疮患者忌吃辛辣、油腻、刺激性食物，应多吃蔬菜水果和具有通便作用的食物，多喝水。

● 养成良好的排便习惯很重要。大便时间不宜过长，要改正大便时看书、玩手机等不良习惯。因蹲下来的排便姿势容易诱发痔疮，以致脱肛，所以建议坐便。

● 长期从事久坐、久站、久蹲工作的人会加重病情，应适当地运动，加强局部功能的锻炼（需定时活动），比如“提肛运动”，即“肛门收缩运动”，做到“一收一放”，即“收缩、放松肛门”。

● 保持会阴部卫生，防止感染。应注意便后不要用过于粗糙的卫生纸揩拭肛门。要勤洗肛门，可用温盐水清洗肛门，能改善局部血液循环。

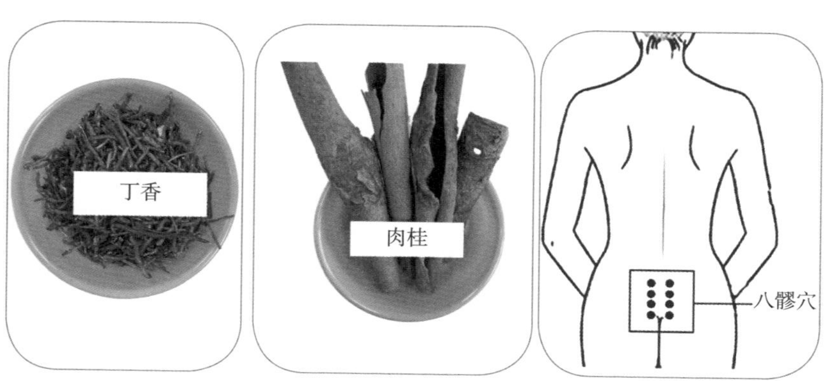

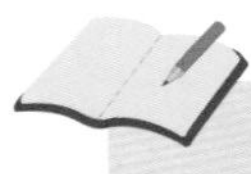

“小案例”——同病相怜的好闺密

住在同一个寝室的陈曦和王艳是一对好闺密，俩人出奇的像，不仅性格、爱好相似，就连每月那几天也出奇的相似，俩人双双躺在床上动弹不得，一人抱一个热水袋，痛苦的表情让人心疼。陈曦的姐姐给她带了一盒艾络康暖宫止痛贴，抱着试试看的心态，她跟王艳照着说明书一人贴了一贴，躺在床上等待下一轮折磨，结果却出奇的好了。躺了一会，俩人便觉得小腹暖暖的，一股热流在小腹流动，也不疼了，忙给姐姐打电话，订了一整个疗程的穴贴。

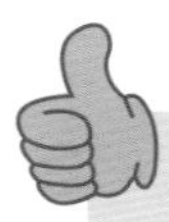

“小妙招”——借助科学科研的力量

痛经为最常见的妇科症状之一，指行经前后或月经期出现下腹部疼痛、坠胀，伴有腰酸或其他不适，症状可严重影响生活质量。痛经分为原发性痛经和继发性痛经两类，原发性痛经指生殖器官无器质性病变的痛经，占痛经的 90% 以上；继发性痛经指由盆腔器质性疾病引起的痛经。原发性痛经在青春期多见，根据月经期症见下腹坠痛，妇科检查无阳性体征，临床即可诊断。但需与子宫内膜异位症、子宫肌腺病、盆腔炎性疾病引起的继发性痛经相鉴别。整个艾络康系列以“长效针灸”为创新理念，以“穴位给药”为给药新途径，采用“中药提取”的新方法，利用了“经皮渗透”的新技术，既保持了传统治疗效果，又符合

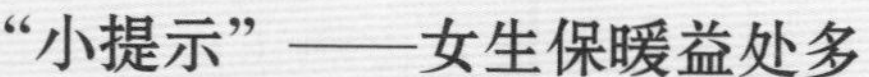

“小提示”——女生保暖益处多

- 女生平时要注意保暖，尤其是小腹及后腰部位。
- 少食生冷及辛辣食物。
- 经期不可吃西瓜、柚子等寒性水果。
- 经期不可喝咖啡或食用含有咖啡因的食物。
- 经期应多补充蛋白质、补血类食物。

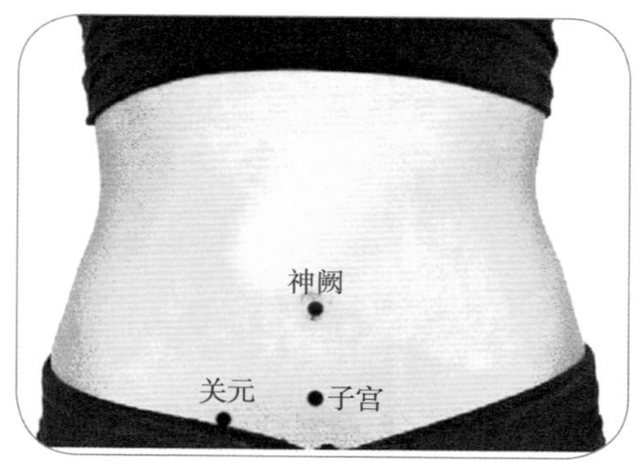

现代医疗习惯，是新一代安全、迅速的绿色疗法。艾络康暖宫止痛贴适用于因月经不调、痛经、盆腔炎等引起的经期前后出现小腹、腰部及骶部疼痛的人群，亦可适用于任何亚健康和健康人群，可起到未病先防的作用，让普通人也可以成为自己和家人的“保健医生”。使用方法为取穴关元、子宫、神阙，月经前 3 天开始使用，至月经后 3 天结束，24 ～ 48 小时更换 1 帖，3 个月经周期为 1 个疗程，亦可在疼痛发作时贴敷，按疗程贴敷效果更佳。

28 妊娠高血压疾病

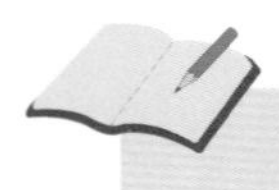

“小案例”——王女士患了妊娠高血压

王小姐几个月前得知自己怀了孩子，开心得不得了，但随着怀孕时间的增加，她发现自己肿了，不是正常的胖，而是全身性的浮肿，眼睛还有些看不清事物，早晨起来的时候会头晕，但无心慌、胸闷等不适症状。到医院检查后发现血压为180/100mmHg。医院诊断王女士是患了妊娠高血压，给予相应的对症治疗，但疗效并不显著，遂出院回家调理。后经朋友介绍中医治疗，去药店买回罗布麻30克，打成细末，每次取5克左右，填在肚脐里，用胶布固定好。用过后发现，这个办法竟比什么降压药都灵，而且还感觉腿脚有劲，头晕症状也有所改善。

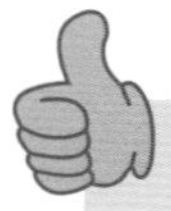

“小妙招”——巧用罗布麻散

妊娠高血压疾病的特殊之处在于患者主要以情志致病为主，患者怀孕期间由于生活上的不方便，饮食等都需要注意，所以导致了长期心情不畅，脾气暴躁，遇事紧张。罗布麻入肝经，有清泻肝火，平肝熄风的功效，肝火清泻后，血压自然就能降下来。同时神阙（肚脐）穴可以说是人体最重要的穴位之一。中医认为，神阙是五脏六腑之根、元神归藏之本，能联系人体所有的脏腑经脉。胎儿在母体内生长，是通过这里吸收养料，滋养全身的。孩子出生后，这个通道闭合了，但它的神奇作用仍在。西

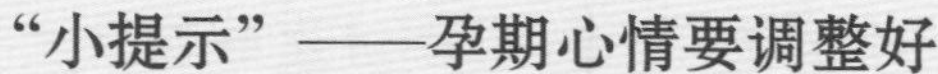

“小提示”——孕期心情要调整好

● 遇事冷静，保持心情舒畅。孕妇一定要保持心情轻松愉快，不生闷气、不发脾气，这才是孕妇和胎儿平安健康的首要条件。

● 常常到户外散步，呼吸新鲜空气。适度运动可以舒缓紧张的心情，可使孕妇的精神压力有所缓解。

● 清淡饮食，切忌过食肥甘厚味，注意保持体重，不能一味乱补，导致身体代谢失调。蔬菜、水果、高蛋白（如豆类、牛奶等）的食物要多吃；维生素和矿物质的摄入量要相应增多一些；而且饮食要低脂肪（以植物油为主，不要大鱼大肉）、低碳水化合物、低钠盐（包括避免那些腌制品、咸菜、酱菜等），也要注意减少糖的摄入量。

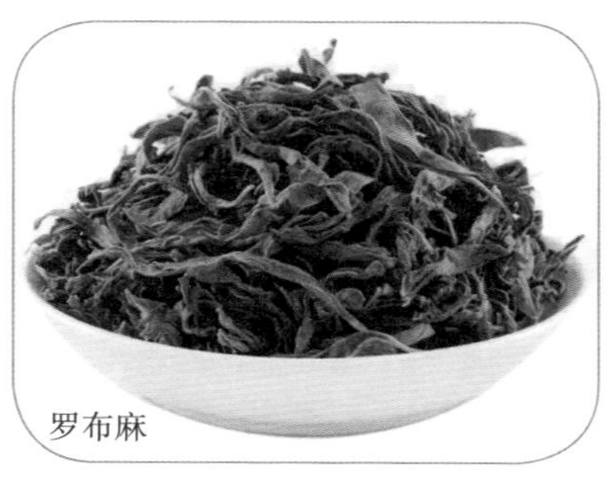

罗布麻

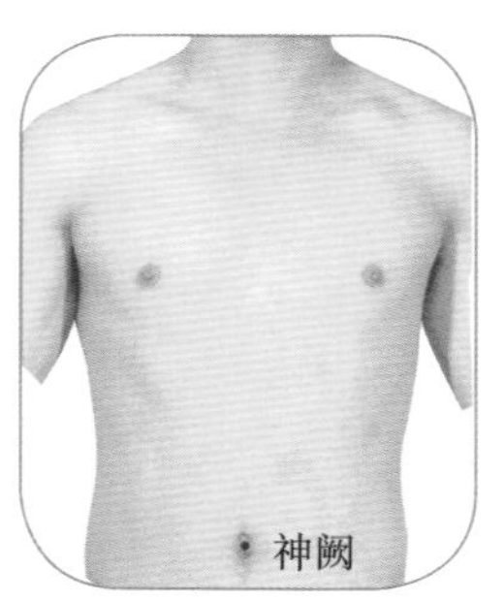

神阙

医学证明，肚脐是腹壁最薄弱的地方，最有利于药物的吸收。把药物敷在肚脐上，药物通过皮肤，能很好地渗透到全身，而且，药效持续时间更长，作用直接，使用方便。

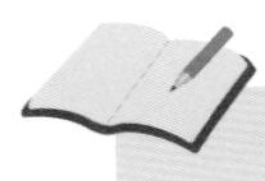

"小案例"——思虑过重的顾女士

顾女士结婚才两年，丈夫由于车祸去世，让新婚燕尔的顾女士悲伤过度，情志抑郁，顾女士每每想起丈夫，便眼泪汪汪。半年后，顾女士发现自己的月经越来越少，又过了三个月，月经来时涩而难下，月经量极少，近乎没有，常觉得小腹胀痛，不思饮食，身体也慢慢消瘦。顾女士属气血亏虚，思虑过度导致的闭经。医生开出一味益母草，嘱咐顾女士回家后将益母草研成细末，慢慢加入黄酒调成糊状，贴敷在神阙穴上，用纱布覆盖并固定，贴敷时，用热水袋热敷于肚脐，每次贴敷 30 分钟，每天可以贴敷 1 ～ 2 次。

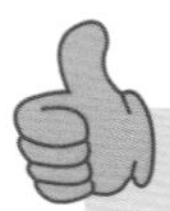

"小妙招"——说文解字益母草

闭经根据其原因的不同，分为原发性闭经和继发性闭经。诱发继发性闭经的原因很多，故在治疗前应在医院做系统的检查，以针对不同证型进行对症治疗。常见的引起继发性闭经的原因有：长期素食、结核性子宫内膜炎、脑垂体或下丘脑功能异常、生理性闭经、子宫内膜损伤或粘连综合征、多囊卵巢综合征等。益母草味辛、苦，性微寒，入肝、心包、膀胱经，具有活血调经，利水消肿，清热解毒的功效。在现代研究中，益母草具有溶栓、抗凝、降脂、降血黏度、降低红细胞聚集、抑制血小板聚集、改善微循环、抗氧自由基和减少细胞钙超载等诸多作用。

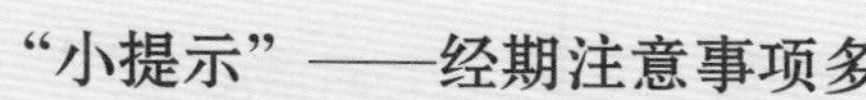

“小提示”——经期注意事项多

● 应注意饮食营养。调整饮食习惯，不挑食、不偏食，多吃一些高蛋白食物及蔬菜、水果等，以保证摄入足够的营养物质。

● 经期应避免过度劳累、恣食生冷、淋雨下水。

● 建立月经卡，及时记录月经情况。有些闭经患者经过身心调整或停服避孕药后，月经可自然恢复；有些闭经患者经用黄体酮、促排卵药等治疗后可恢复行经。

● 在继发性闭经患者的治疗中，积极治疗全身的急慢性疾病是治愈的关键，特别是胃肠道疾病、贫血及结核病等，以促进消化吸收，减少消耗。

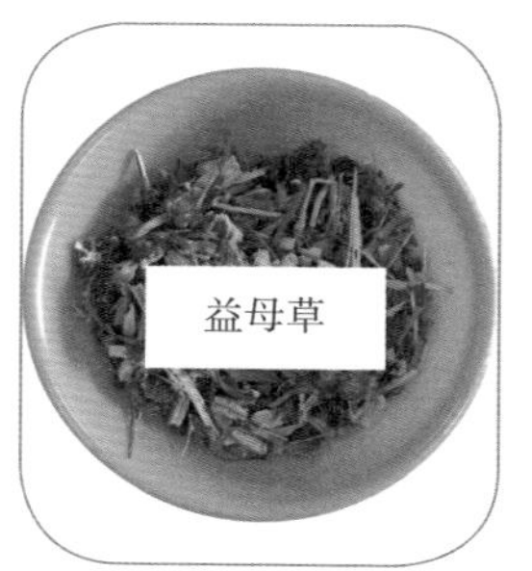

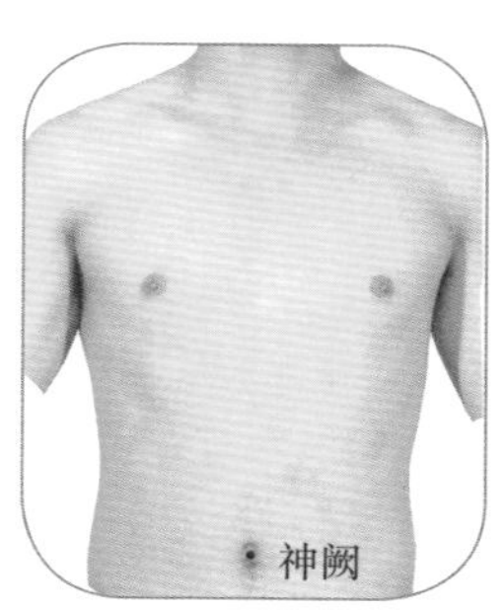

益母草在临床应用中常用来治疗月经不调、产后瘀血、心血管疾病、血液病等。近年来益母草的药用价值和美容保健价值被进一步拓展，可谓是“益母”之草，是名不虚传的妇科良药。

30 更年期综合征

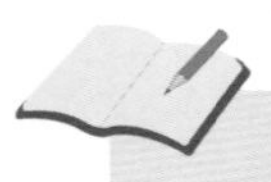

“小案例”——小棉袄的苦恼

琪琪发现妈妈愁眉苦脸的，会因为各种小事生气，偶尔还因为一些鸡毛蒜皮的事情掉眼泪，这可让琪琪发了愁。爸爸告诉琪琪，妈妈现在是传说中的更年期妇女，让琪琪平日里让着点妈妈。琪琪上网查了很多资料，决定自己给妈妈治病，于是上药店买来了吴茱萸，并在药店打成粉末拿回家，装瓶备用。在月经干净后 3 天开始治疗，琪琪让妈妈平躺在床上，用买来的酒精棉球给妈妈的肚脐消了消毒，然后把备好的吴茱萸填满肚脐，用纱布包扎固定，每 3 天换 1 次药，半个月以后，琪琪妈妈觉得心烦、神疲等症减轻了不少，笑脸也多了，琪琪自然更加开心，并嘱咐妈妈在琪琪上学期间也要坚持贴敷，三个月后琪琪妈妈便恢复如前了。

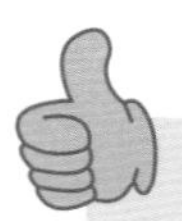

“小妙招”——吴茱萸的妙用

更年期综合征，多发生于 40 ~ 60 岁的女性身上，由于脏腑功能衰退而出现的一系列症状，如潮热出汗、感觉障碍、失眠、易激动、抑郁、疲乏、心悸等。更年期是妇女从生育期向老年期过渡的生理转化时期。吴茱萸性大热，味辛、苦，具有辛温散寒燥湿之功效，能入肝、脾、肾、胃之经。在穴位敷贴领域，吴茱萸用处广泛，因女性体质阴柔，易感寒湿之邪，利用吴茱萸的

“小提示”——平时调控好处多

● 平日注意心理情志的调节，避免生气。

● 多参加户外活动和身体锻炼，生活保持规律。

● 忌食肥甘滋腻、辛辣厚味，饮食要做到低热量、低脂肪、低盐、低糖。

● 要注意保持外生殖器的清洁，预防泌尿道的感染和阴道炎的发生。

● 这一时期的妇女特别需要家人的理解与关心，尤其是要给予她们足够的理解，原谅她们莫名其妙的坏脾气，并给她们以鼓励，使她们能够平安地度过更年期。

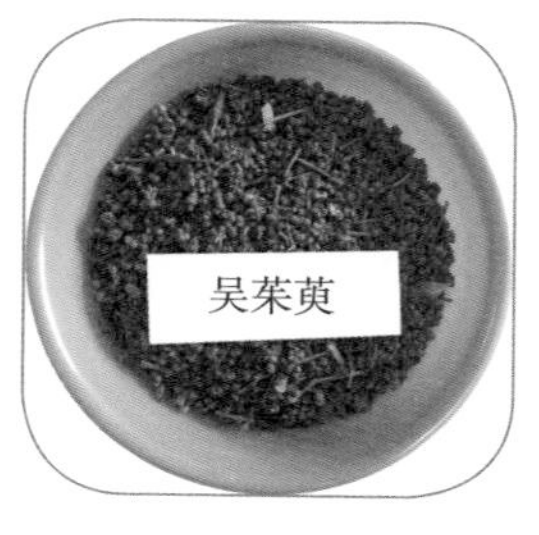

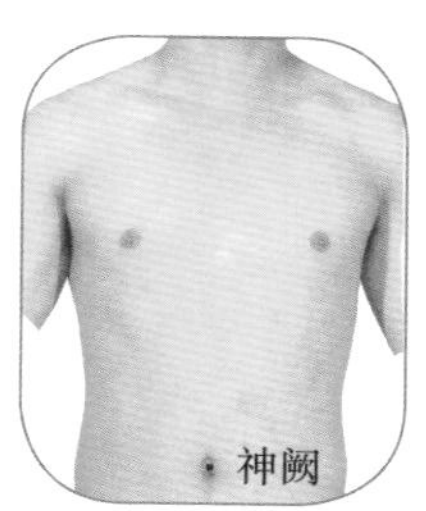

热性，可驱走寒湿之气。在肚脐填充后，药性可通过体表进入体内，而肚脐的神阙穴在经络里是任脉的重要穴位，而就脐的部位而言，内为小肠和大肠的居所，位于人体正中，是上下左右交通之枢纽，是升降出入的关键部位，是气机的中转站。在现代研究中，外敷药物在神阙穴，更利于药物的吸收和发挥作用。

31 小儿感冒

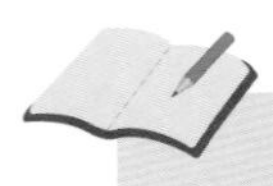

“小案例”——小儿感冒的痛苦

家有儿女总是欢乐多，但是小孩子的免疫力低下，常常会让父母各种手足无措，七岁的黄宝宝最近反复感冒、流涕，近7个月都延绵不绝，不见好转，这可急坏了黄宝宝的爸爸妈妈，四处找医生看病。医生问诊得知黄宝宝最近反复感冒，鼻塞流涕，畏寒，平素多汗，常夜间盗汗。医生建议予冰片、细辛等外敷双侧肺俞、定喘穴，3小时后取下药物。嘱患者三伏天及三九天敷贴药物，连续贴3年。几年来随访发现患者感冒次数减少。

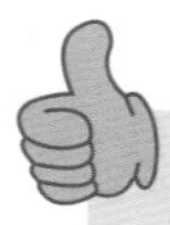

“小妙招”——穴位贴敷

小儿感冒的发病原因以病毒为主，可占原发上呼吸道感染的90%以上。冰片具有通诸窍，散郁火，去翳明目，清热解毒，消肿止痛之功效。细辛具有祛风散寒，通窍止痛，温肺化饮的功效。另外选取肺腧、定喘等穴位都是利肺的经验效穴，以此方式给药，能够使药效快速达到病所。

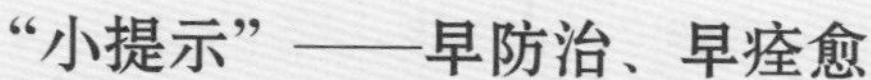

● 部分患儿敷贴后有局部皮肤发红，甚则起小水疱的现象，遇到此类情况，下次敷贴时间可往后延 3 ～ 5 日以待皮肤长好，局部可每日涂 1 ～ 2 次甲紫（即紫药水）。

● 肺虚咳嗽、阴虚火旺者忌敷。

● 开窗睡眠，使小儿吸入较冷而新鲜的空气，可刺激上呼吸道黏膜，增加呼吸道的抵抗力。鼓励孩子参加户外活动，多晒太阳。用温水洗浴，或用冷水洗手、洗脸、洗脚等。在此基础上逐步开展三浴（日光浴、水浴、空气浴）锻炼，以取得更好的效果。

● 儿童应按时预防接种，如：接种麻疹、百日咳、风疹等疫苗，可有效地提高小儿对这些呼吸道传染病的免疫力。

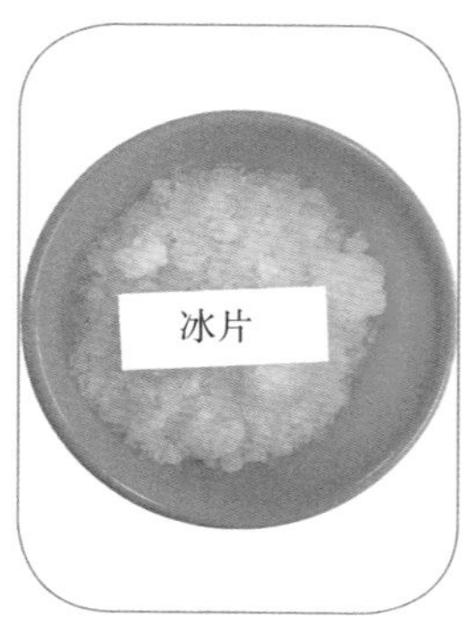

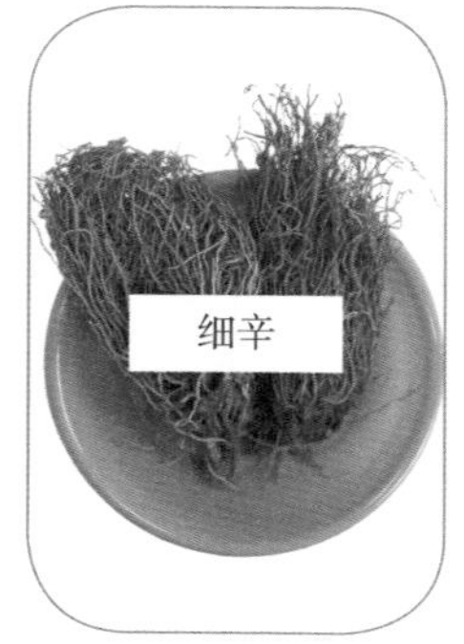

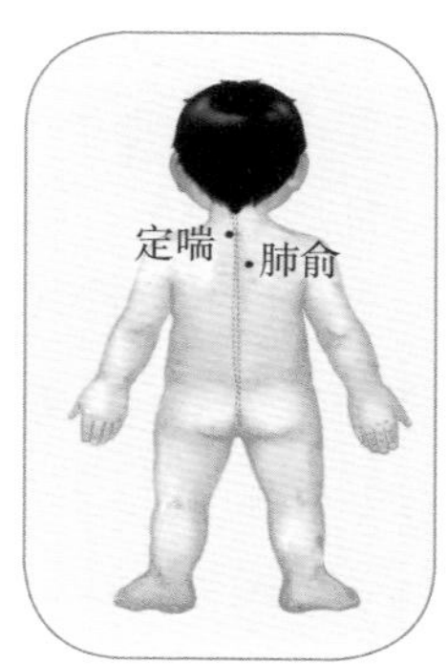

32 小儿慢性支气管炎

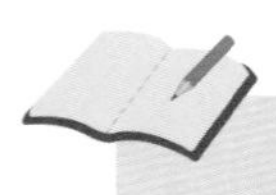

“小案例”——张大爷的烦心事

回家过暑假的孙子有慢性支气管炎，这可愁坏了疼孙子的张大爷。王大娘是居委会众所周知的养生专家，给张大爷支了一招，三伏天治疗支气管病那可是最好的时机，上药店买白芥子打成粉末，与面粉按 1 ： 3 的比例用水调和成膏状，贴在背部肺俞穴，用纱布固定好以后，晨起取下。张大爷回家便忙活起来，等到头伏第一日便开始每天给自己的小孙子贴敷，只是期盼自己的小孙子能尽快好起来。

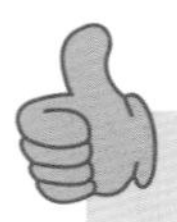

“小妙招”——二白粉巧治支气管炎

慢性支气管炎指反复多次的支气管感染，连续 2 年以上，每年发作时间超过 2 个月，有咳嗽、喘息、炎症、咳痰四大症状，小儿单纯性慢性支气管炎很少见。小儿体质弱，容易感受外邪，同时现在空气污染严重，长期吸入有毒烟尘，也可使呼吸道防御功能减弱而发生疾病。白芥子有温肺豁痰利气之功效，在临床上常用来治疗寒痰喘咳、胸胁胀痛、痰滞经络、关节麻木疼痛、痰湿流注、阴疽肿毒等症。白芥子主入肺经，常用来治疗各种肺系疾病。肺俞穴是治疗肺脏疾病的要穴，尤善于治疗如感冒、咳嗽、气喘等肺系疾患。白芥子敷贴治疗支气管哮喘是一种简单有效且副作用小的方法。冬病夏治即是通过在夏季自然界阳气最旺

“小提示”——冬病夏治连三年

● 冬病夏治要按疗程进行治疗，多为连续三年。

● 用药时，每次白面粉用量不得少于 90 克，以免损伤皮肤。

● 每次贴敷时间不得超过 12 小时，否则皮肤会起红疹或水疱。

● 治疗的同时要注意休息，强身健体。

● 同时尽量杜绝家中有成年人抽烟，二手烟的危害与汽车尾气无异。

● 若空气污染严重，应适当减少孩子出门的时间，在家中安装空气净化器。

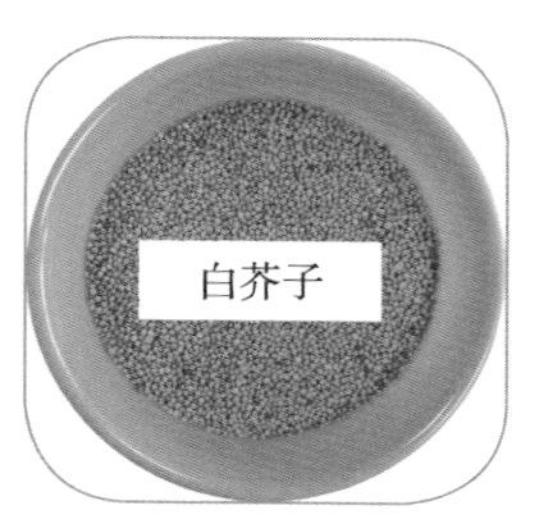

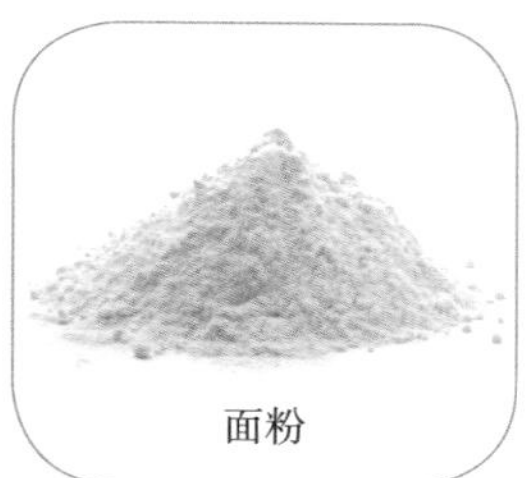

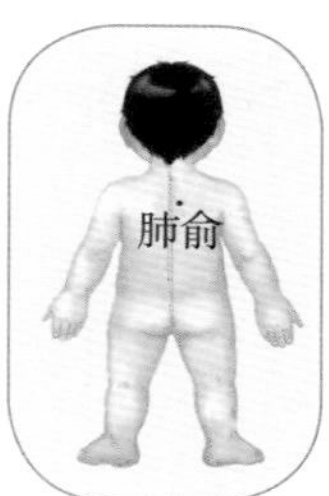

盛的时间对人体进行药物或非药物疗法，采用益气温阳，散寒通络之法，从而达到防治冬季易发疾病的目的。

33 小儿营养不良

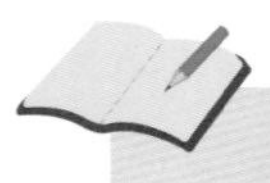

“小案例”——误区“小儿营养不良不是病”

嘟嘟爸爸妈妈觉得小儿子生长缓慢，体重过轻，忙去医院就诊。医生望诊后发现嘟嘟头发稀疏欠光泽，肤色发黄，问嘟嘟爸妈才知道嘟嘟每次喝奶都很少，而且不愿意吃辅食，经常会拉稀，每天排便 3 ～ 4 次，精神萎靡。医生检查后确诊为Ⅱ期疳积。考虑到孩子太小，医生决定予鲜毛茛叶外敷内关穴，待皮肤有灼热感时除去药团，水疱让其自然吸收。1 周后，患儿水疱结痂脱落，食欲增加，大便成形，精神、面色均见好转。继敷 1 次，以巩固疗效。

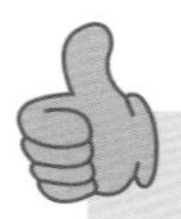

“小妙招”——鲜毛茛叶治疳积

鲜毛茛叶具有利水消肿，祛风除湿，健脾益胃之功效。将鲜毛茛叶揉烂成团如赤小豆大小，外敷于任何一侧内关穴，并覆盖 1cm × 1cm 大小的车前草叶，通过内关穴给药的途径使药物发挥疗效。具体操作为：取鲜毛茛叶 3 ～ 5 片，置于内关穴上，以胶布固定。待皮肤有灼热感（约 1 小时）时，除去药团，局部皮肤即呈红色，继之出现水疱，水疱不必刺穿，让其自然吸收。若不慎碰破，可外涂甲紫，以防感染；已感染者，按一般外科感染处理。1 周后，水疱结痂脱落，随之病情改善，逐渐痊愈。若疗效不显，2 周后再如法外敷对侧内关穴 1 次。重症者，加用三棱针刺双手四缝穴；若有肠寄生虫者，需配合驱虫治疗。

“小提示”——母乳喂养好处多

● 母乳是婴儿最完美的食品，应尽可能给予母乳喂养，且要定时、定量，按时添加辅食，防止偏食、挑食，及时纠正不良饮食习惯。

● 对重证疳积患儿，注意皮肤清洁和饮食卫生，防止外邪侵入。

● 对暑热成疳的患儿要住凉爽的房间，晚上不要受凉，以免引起腹泻，白天加强服药喂养。

● 因虫积引起的疳积，每半年要用低毒驱虫药驱虫 1 次，并要注意蔬菜必须煮熟，以免蛔虫卵在肠内繁殖。

● 对脾胃气虚的疳积患儿，可经常服用一些健脾益胃的食疗方，以补养脾胃。

● 对气血偏虚的疳积患儿，可对症补充营养，特别是调和胃口，以利进食，才能使机体恢复正常。

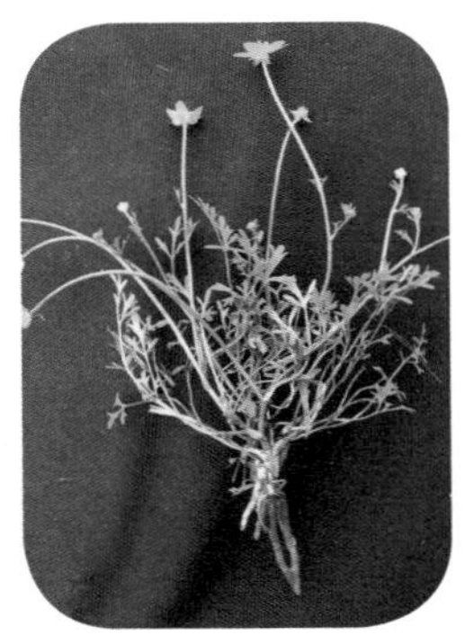

鲜毛茛全株

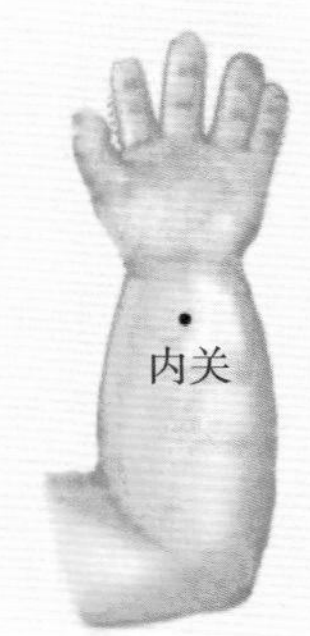

34 小儿麻疹

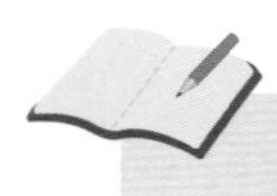

“小案例”——麻疹小偏方

琪琪妈妈发现上小学的儿子最近怪怪的，洗澡时发现儿子耳后长了许多麻疹点，并开始有发热、咳嗽、流涕等上呼吸道感染症状，妈妈担心麻疹会逐渐增多，忙带着儿子去医院治疗，在治疗过程中，听朋友说这样的麻疹只要让麻疹出尽就能很快痊愈，经人介绍将葱白和胡椒捣碎，敷在患儿的胸部、劳宫、涌泉处 30 分钟，可加速透疹的速度。经治疗患儿很快疹出痊愈。

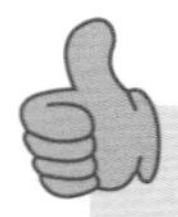

“小妙招”——巧用民间验方

麻疹是儿童最常见的急性呼吸道传染病之一，其传染性很强，在人口密集而未普种疫苗的地区易发生流行，2 ~ 3 年一次大流行。麻疹病毒属副黏液病毒，通过呼吸道分泌物飞沫传播。临床上以发热、上呼吸道炎症、眼结膜炎、皮肤出现红色斑丘疹和颊黏膜上有麻疹黏膜斑、疹退后遗留色素沉着伴糠麸样脱屑为特征。葱白和胡椒都是人们生活中的常用食材，然而民间很多时候却使用它们治疗疾病。将葱白 5 根，胡椒 9 粒，用适量的红糖将其捣烂如泥，敷于胸部、劳宫、涌泉穴位上 30 分钟，可以加快麻疹的出疹速度，用于治疗小儿麻疹，疹出不透，疗效显著。葱白是一味发汗解表药，具有通阳解表之功效，有利于麻疹透发。胡椒性味属辛，具有发散作用，对于麻疹透发亦可助以一臂之力。

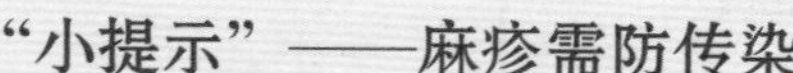

“小提示”——麻疹需防传染

● 避风寒，外出时避免迎风而行，需戴头巾面纱出行。

● 切断传染源，尽量少去人口密集场所。

● 切断传播途径，尤其注意儿童之间的玩具、患儿衣物的管理。

● 适量活动，以增强小儿的免疫能力。

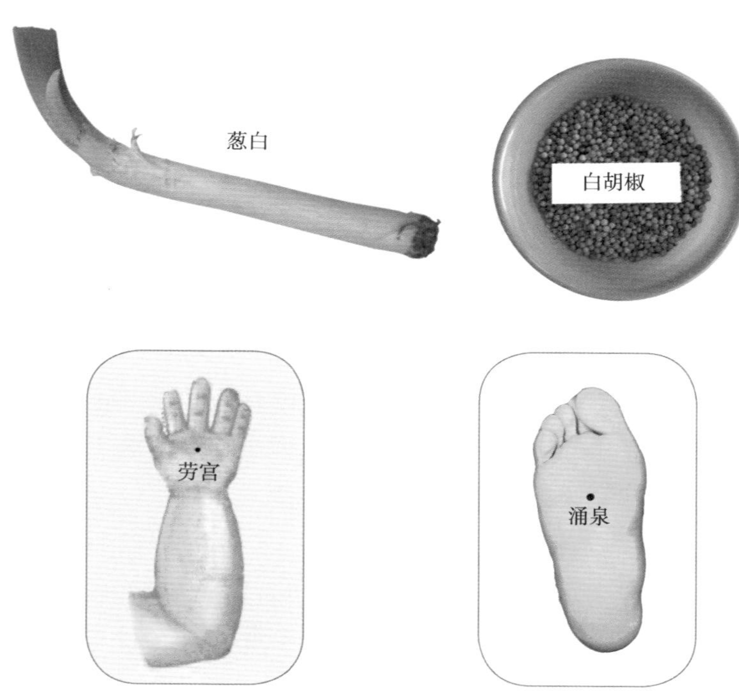

35 小儿流涎

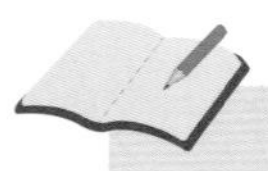

“小案例”——小儿流涎

壮壮是个可爱的小宝宝，但是一直有一个问题困扰着家人，壮壮流口水的现象比较严重，常常打湿衣襟，平时经常容易感冒。入院诊断，经医生询问，发现流口水较多而且黏稠，进食较多，伴有面色潮红、大便偏干、小便短少、舌质红、苔黄，属于脾经蕴热型的小儿流涎，医生给予重要方剂的治疗，由于药物苦辛难以下咽，医生建议使用醋制南星贴敷涌泉穴外用治疗。母亲抱着试试看的态度进行了尝试，每次敷用 12 小时，经 3 次之后，壮壮流涎量逐渐减少，效果明显。

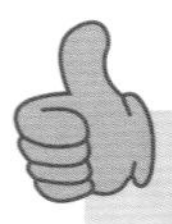

“小妙招”——巧用南星控涎膏

小儿流涎也就是流口水，是指口中唾液不自觉从口内流溢出的一种病症。一般来讲，1 岁以内的婴幼儿因口腔容积小，唾液分泌量大，加之出牙对牙龈的刺激，大多都会流口水。随着生长发育，大约在 1 岁左右流口水的现象就会逐渐消失。如果到了 2 岁以后宝贝还在流口水，就可能是异常现象，如脑瘫、先天性痴呆等。另外，宝贝患口腔溃疡或脾胃虚弱，也会流涎不止。胆南星性凉，味苦、微辛，归属于脾经，功效主要在于清热化痰，息风定惊，主治脾经郁热，痰热咳嗽，故胆南星常用于脾胃蕴热引起的小儿流涎不止。取胆南星 30g 研细为末，用醋调和，每晚睡前敷于两足涌泉穴，外用绷带包扎，次日晨起取下即可。之

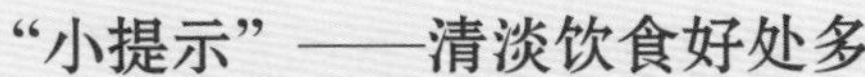

“小提示”——清淡饮食好处多

- 注意护理好口腔周围的皮肤，培养小儿良好的卫生习惯，注意清洁口腔，每天至少用清水清洗两遍。
- 让脸部、颈部保持干爽，避免患上湿疹。
- 保持良好的生活习惯，清淡饮食。
- 夜晚睡觉时要保持正确的睡眠姿势。
- 要排除小儿面瘫的可能后再进行治疗。

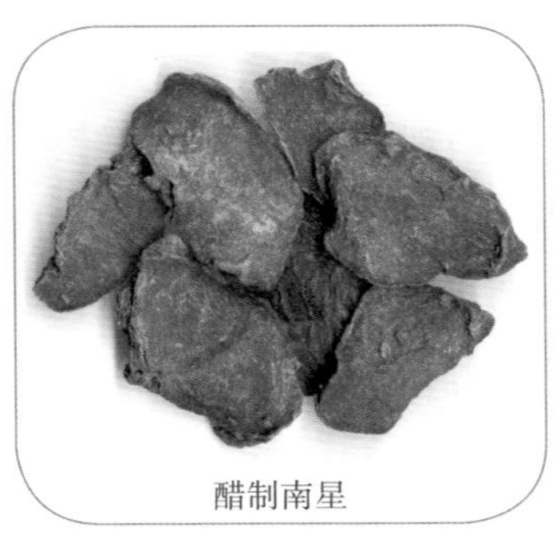

醋制南星

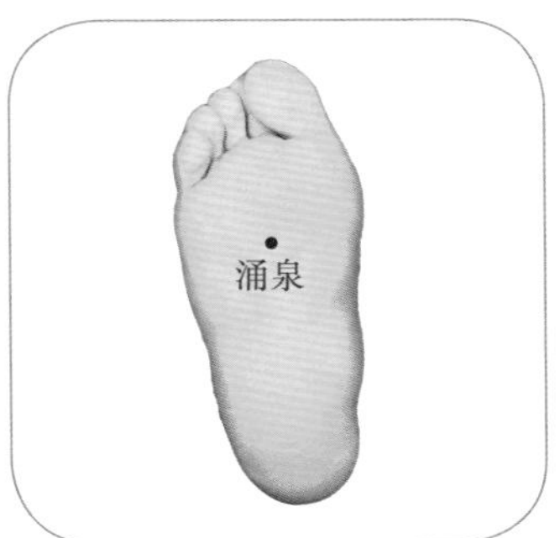

所以选用涌泉穴，是因为涌泉穴是肾经的首穴，药物通过涌泉穴外敷渗入体内，可起到滋补肾经的作用，肾是水脏，主收藏，主固涩，有利于控制津液外泄。

36 小儿夜啼

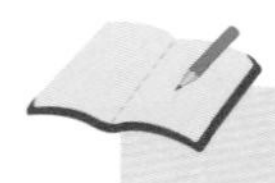

“小案例”——夜啼的烦恼

娟娟两周之前由于惊吓导致入睡困难，入夜难以入睡，烦躁不宁，哭闹不止，严重影响了孩子的成长。娟娟妈妈担心长时间下去会对娟娟有影响，忙领孩子到医院就诊。医生给予用药治疗的同时，建议孩子的妈妈去药店买一些朱砂、琥珀，磨成粉，用温水将棉签浸泡湿润，再蘸取少量的药粉涂于娟娟的神阙、膻中、劳宫穴处，经一周的治疗后孩子哭闹明显减少，夜间比较安稳，睡眠多酣。

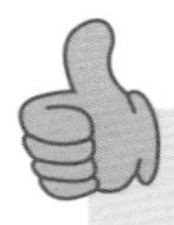

“小妙招”——巧用朱砂琥珀粉治疗小儿夜啼

夜啼属于中医病名，是指婴儿白天能安静入睡，入夜则啼哭不安，时哭时止，或每夜定时啼哭，甚则通宵达旦，多见于新生儿及 6 个月内的小婴儿。夜啼主要因脾寒、心热、惊恐所致。朱砂具有镇心安神，清热解毒之功效，主要用于神智不安，惊悸失眠。琥珀具有镇惊安神，活血化瘀之功效，主要用于治疗惊风、癫痫。两药合用有利于清心肝两经之邪热，有利于清心除烦，同时两药又具重镇安神之效，有利于治疗惊吓引起的小儿入睡困难。考虑到朱砂有毒，同时小孩不耐药力容易中毒，所以在剂型上采用外敷穴位的方式，起到了意想不到的效果。

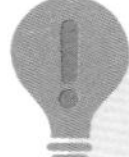

“小提示”——夜啼预防最重要

● 预防小儿夜啼应从孕期做起，孕妇应注意饮食清淡，营养均衡，不过食寒凉、燥热之品。

● 哺乳期间的妈妈要注意保养，少吃辛辣、肥腻、不易消化的食物。

● 注意养成孩子日醒夜睡的习惯，白天尽量不要让小儿睡得太多，临睡前让宝宝解净小便，夜间少喂奶。

● 小孩睡觉时应避免惊吓，要养成熄灯入睡等良好作息习惯。

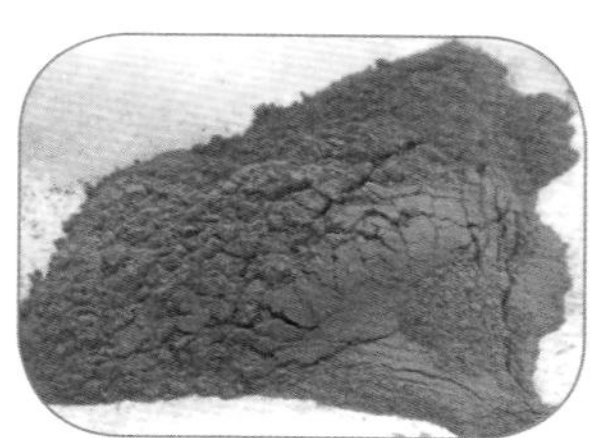

朱砂

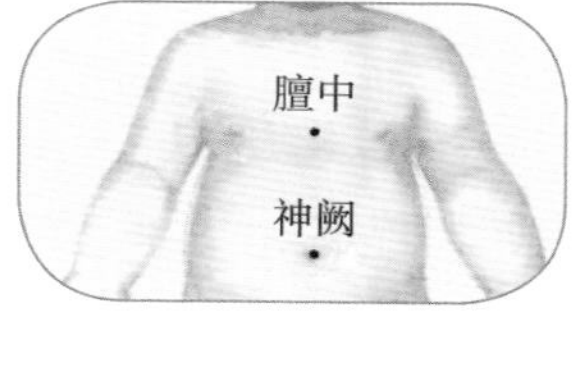

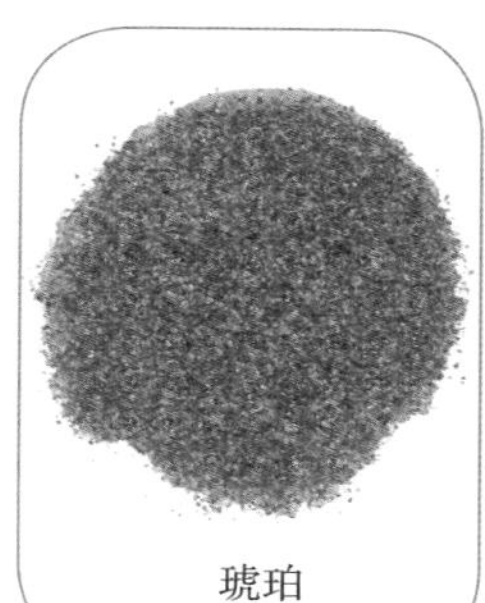

琥珀

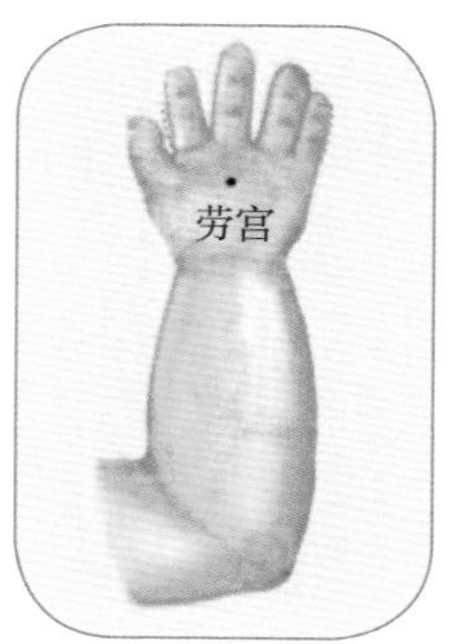

37 小儿急性腮腺炎

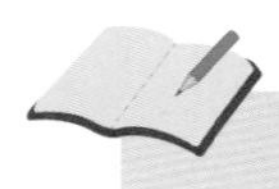

“小案例”——小儿腮腺炎问题

母亲发现女儿左耳下部肿大、疼痛，进食过程中疼痛加重。后母亲决定带女儿去医院就诊，经医生体格检查后诊断为急性腮腺炎。遂接受了医生的抗病毒的常规治疗，在母亲与患者交流过程中，有患者介绍一种相思子软膏对于这种急性腮腺炎的治疗是立竿见影的，母亲不敢耽搁，很快买来一些相思子，将相思子炒黄后磨碎，用鸡蛋清调和成糊状，涂于塑料布上，再敷于患处。母亲惊奇地发现敷了 3 次之后，女儿疼痛减轻，逐渐消肿。

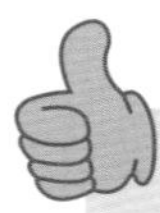

“小妙招”——巧用相思子软膏

小儿腮腺炎是由腮腺炎病毒引起的急性呼吸道传染病，呈世界性分布，在我国归属于法定丙类传染病，全年均可发病，以冬春季为高峰。多发于儿童，呈散发或流行，在集体儿童机构中可形成暴发流行。临床以唾液腺急性非化脓性肿胀为特征，常伴发脑膜炎、胰腺炎及睾丸炎等。其无特殊治疗药物，主要采取对症处理。相思子又称为“海红豆”，性味辛、微苦，有小毒，功效在于疏风清热，解毒疗疮。将相思子用微火炒黄，研成细末，将药粉加入适量的鸡蛋清调成糊状软膏，涂于塑料布或者油纸上，贴敷于患者的肿胀处，软膏贴敷的面积要大于病灶局部肿胀处，每天换药 1 次，使药物充分由表达里，直至患处，可起到

“小提示”——口腔清洁要保持

● 保持患儿口腔清洁，防止患儿由急性腮腺炎向化脓性腮腺炎转变。

● 急性期患儿要卧床休息，保持心情舒畅。

● 流行性腮腺炎患者要及时隔离，切断传染源。

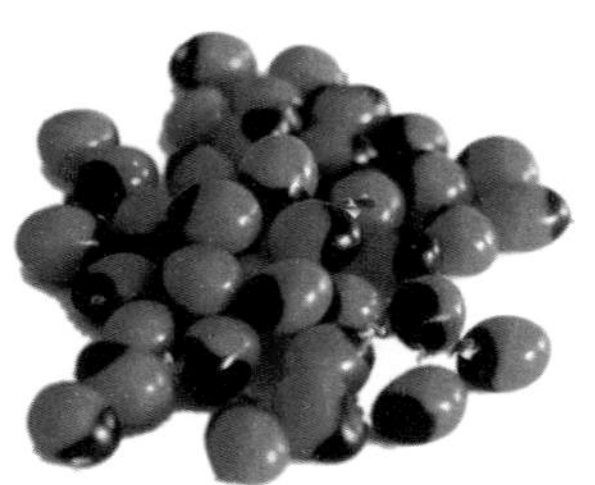
相思子

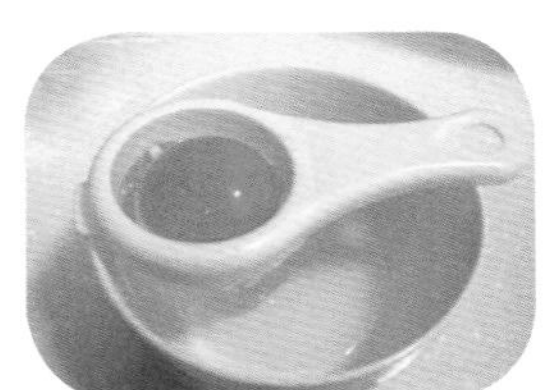
鸡蛋清

消炎解毒，镇痛消肿的作用。另外相思子有小毒，炒后可减少药物的毒性，而鸡蛋清性味甘凉，具有清热镇痛的作用。两味药物制成软膏对于治疗急性腮腺炎疗效显著。

38 小儿厌食症

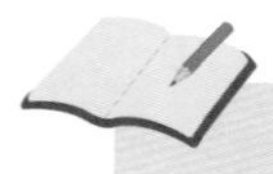

“小案例”——小儿厌食

刘女士的宝贝女儿常年偏食挑食，刘女士只能想尽一切办法让女儿营养均衡，但近一个月来孩子不欲饮食，并出现面黄肌瘦、营养不良的症状，母亲极为担心，忙带着孩子来医院就诊，医生给开了一剂健脾丸，同时医生建议在口服中药的同时，采用鸡内金研末外敷神阙穴的方法。母亲听取了医生的意见，治疗两周后，孩子不再挑食，体重也逐渐增加。

“小妙招”——巧用小儿厌食小偏方

小儿偏食、厌食是在小儿成长过程中常见的一种现象，会影响小儿获得全面的营养，影响身体的正常生长发育。父母应该帮助小儿纠正，这是正确的做法，但也不能操之过急，如采取哄骗、打骂等强制手段，就更会引起孩子的逆反心理，其效果反而不好。因此，要讲究一定的方式方法，如果厌食过度就会发展成为其他疾病，然而父母经常不以为然，则不利于孩子的成长，有了厌食小偏方，父母的这一难题总算解决了。用鸡内金 20g 炒黄后研末，用米糊调拌，敷于神阙穴。每晚临睡前敷一次，第二天取下来，连续敷 1 ~ 2 周即可获得明显疗效。其基本原理是鸡内金性甘、平，归脾、胃、小肠、膀胱经，具有健胃消食化积之功效，主治食积不化，小儿疳积。现代医学研究鸡内金有增加胃蠕动能力，加快胃排空，促进胰液分泌等作用。

“小提示”——要养成良好的饮食习惯

● 小儿厌食不容易改正，平时要改掉不良饮食习惯，建立良好的饮食习惯。

● 小儿极其容易贫血，妈妈要防止小儿贫血的发生。

● 调整小儿的饮食结构，防止孩子偏食。

● 母亲一定要合理喂养孩子，改掉旧观念和不当的喂养方式。

● 杜绝孩子的强迫性（神经性）厌食、生活不规律、期望值过高。

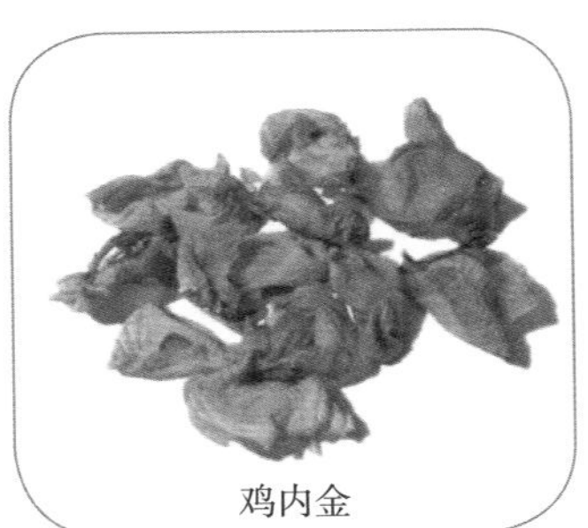
鸡内金

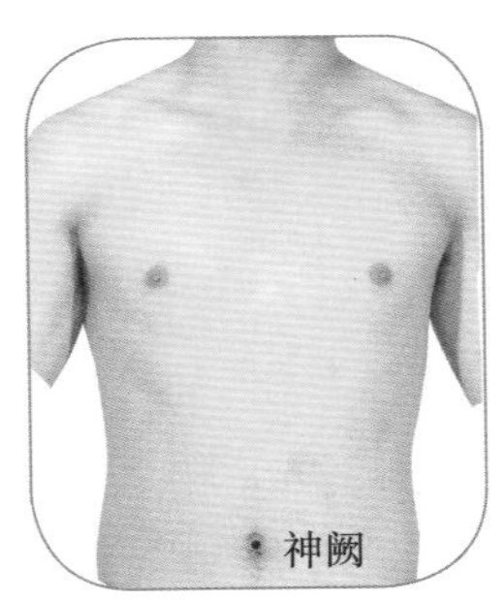

39 小儿自汗

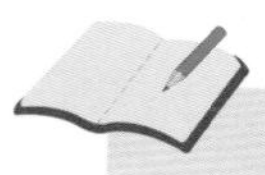

“小案例”——刘女士养儿困扰

刘女士两年前喜得一子，全家欢天喜地，过上了幸福的三口之家的生活。最近刘女士闷闷不乐，小儿子整日汗出严重，平时即有汗出，活动后汗出更加严重，去医院检查并未查出明确的诊断结果，便到处求医问药，最后医生给予中药调理，医生给予五倍散尝试治疗，具体情况如下：刘女士之子，男，2 岁，患儿形体消瘦，近日易于感冒，汗出较多，动则尤甚，舌质淡，苔白滑，小儿指诊，指纹色淡，属气虚自汗。遵医嘱，用五倍散 10g，晚上睡前敷贴在神阙穴上，次日汗出减少，连续敷贴三次，汗止即愈。

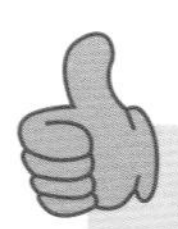

“小妙招”——巧用五倍散

汗，从中医讲是人体五液之一，由阳气蒸化津液，发泄于腠理而来，故阴阳平衡，气血调和，营卫调和，腠理乃固，则津液内敛，不得外泄。反之，阴阳偏盛，气血失和，营卫失司，腠理不固，易引起津液外泄。治疗方法是取五倍子、五味子各等份，共研细末，每晚睡前取 10g 药粉，用温开水调拌，捏成圆形药饼，紧贴于神阙穴处，次日清晨取下。《素问·脏气法时论》云：“肺欲收，急食酸以收之，以酸补之。”五倍子、五味子性味属酸，主收敛，有敛肺涩肠之功效，为收敛固涩的常用药。本

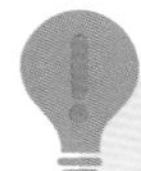

“小提示”——入睡习惯要养好

- 入睡前适当限制小儿活动，尤其是剧烈活动。
- 睡前不宜吃得太饱，更不宜在睡前给予大量热食和热饮。
- 睡觉时卧室温度不宜过高，更不要穿着厚衣服睡觉。
- 盖的被子要随气温的变化而适当增减。

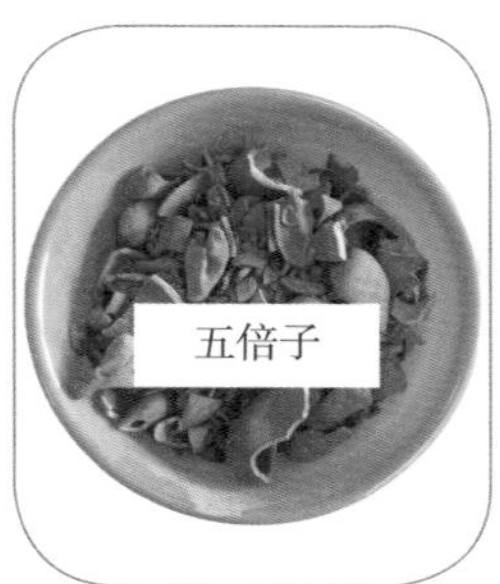

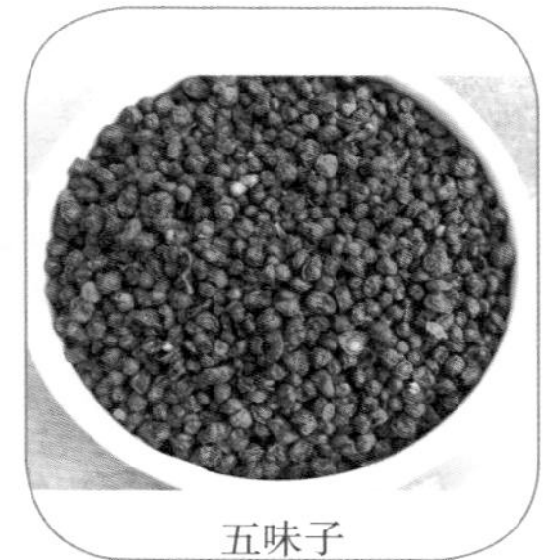
五味子

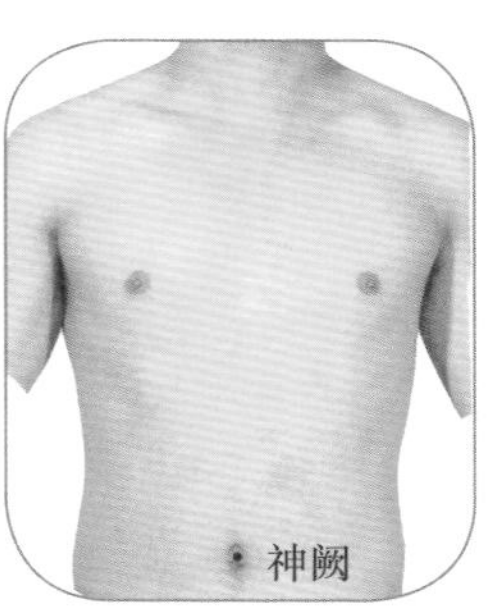

方法采用五倍散外敷神阙，使药效通过体表传达体内，调整阴阳，使营卫得以调和，起到了很好的止汗作用，同时避免了小儿药从口入的困难，方便有效。

40 新生儿黄疸

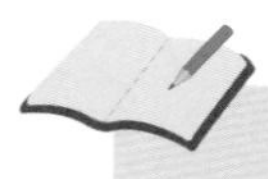

“小案例”——黄疸的烦恼

张女士的宝宝在出生四天后出现黄疸，经儿科医生检查，黄疸指数高达 26.2，吃奶、睡觉及大小便正常。由于新生儿出生不久，故直接在医院接受治疗。由于小儿刚刚出生，用药恐对小孩有影响，医生建议家属尽量使用外用药治疗。取田螺 4 ～ 5 个捣烂之后，敷在患儿的神阙穴上，外用纱布覆盖，胶布固定，每日换药 1 次，连续敷药 1 ～ 2 周即可恢复正常。

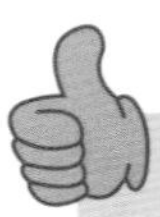

“小妙招”——巧用田螺治黄疸

新生儿黄疸是指在新生儿时期由于体内胆红素累积引起皮肤巩膜等黄染的现象。足月儿生理性黄疸多于出生后 2 ～ 3 天出现，4 ～ 5 天为高峰，10 ～ 14 天消退。早产儿生理性黄疸较足月儿多见，可延长到 3 ～ 4 周。这样的黄疸病常发生于小儿出生后，用药治疗同时，为了安全考虑，也可以采用外用穴位贴敷的方法治疗。田螺味甘、咸，性寒，具有清热利湿的功效，用于治疗黄疸等疾病。取田螺 4 ～ 5 个捣烂之后，敷在患儿的神阙穴上，外用纱布覆盖，胶布固定，每日换药 1 次，1 ～ 2 周即可恢复正常。

“小提示”——宝宝、妈妈一起调

● 注意保持新生儿的温度适宜，防止温度过热，使小儿上火。

● 新生儿妈妈要尽量清淡饮食，该补则补，不能胡乱补身体。

● 新生儿妈妈平时要保持心情舒畅，避免生气，若肝郁气滞，则不利于小儿的喂养。

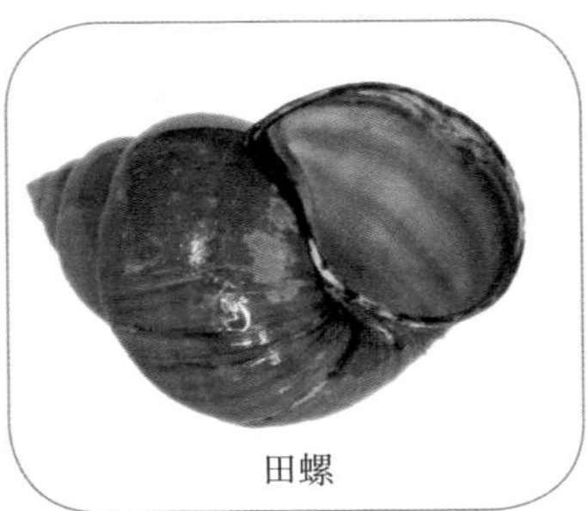

田螺

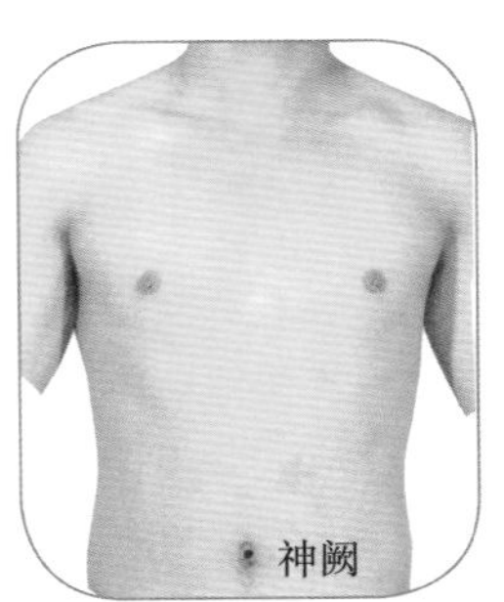

神阙

41 近视

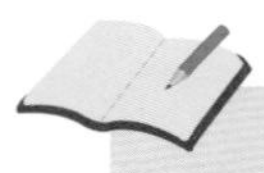

“小案例”——少年老成的飞飞

飞飞今年刚上小学二年级，飞飞妈妈希望飞飞能好好学习，便总嘱咐飞飞要按时写作业，复习功课，小小年纪的飞飞看起来很老成，走起路来眯着眼睛看东西，飞飞妈妈觉得飞飞视力好像出了问题，便带着飞飞到医院来做检查。原来飞飞经常眯眼看远物，频繁眨眼睛，常常歪头看东西，是因为他的视力下降的缘故，飞飞这么小的年纪便得了假性近视，让飞飞妈妈很是头疼，医生给开出了药方，并告诉家长要让孩子多接触自然，养成好的坐姿习惯，减少揉眼睛的次数，若孩子觉得眼睛累，便闭目休息。

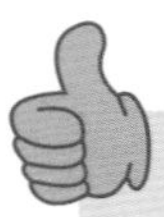

“小妙招”——假性近视危害多

假性近视多发于青少年，多由于青少年在看近处物体时，使用调节的程度过强和持续的时间太长，在进行长时间的读写后，转为看远处时，不能很快让眼睛调节放松，即调节反应时间较正常者延长，出现远视力下降。医生开出的药方是由滋养肝肾的枸杞子、当归、鹅不食草、女贞子、菊花、蝉蜕、桑椹、天麻、党参、白术各等份，研成粉末后，用凡士林制成膏剂。在使用时可取适量膏体，用胶布敷贴于患儿的双侧太阳穴处，每日更换药物 3 次，7 天为 1 个疗程，并注意写作业姿势的纠正。敷贴 2 个疗程后，飞飞的视力提高明显，眯眼看物的症状基本消失。

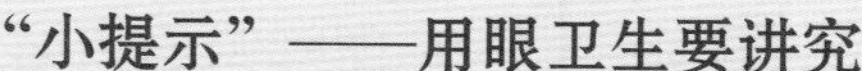

“小提示”——用眼卫生要讲究

● 多食富含铬、锌、维生素 A、维生素 B_1、维生素 C、维生素 E 的食物，可促进眼睛新陈代谢，从而恢复视力。

● 注意用眼卫生，用眼姿势应正确，光线适中，近距离用眼时间不宜过长，每隔 45 ～ 60 分钟则休息 10 ～ 15 分钟。

● 避免剧烈、冲击性的头部运动，防止视网膜脱离。少食辛辣刺激性食物，忌烟酒，慎用血管扩张剂，防止眼底黄斑部反复出血。

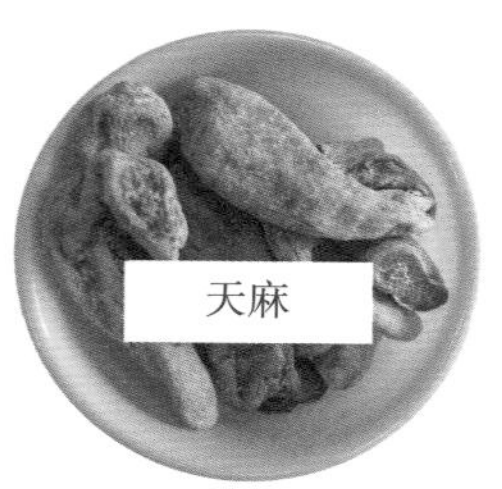

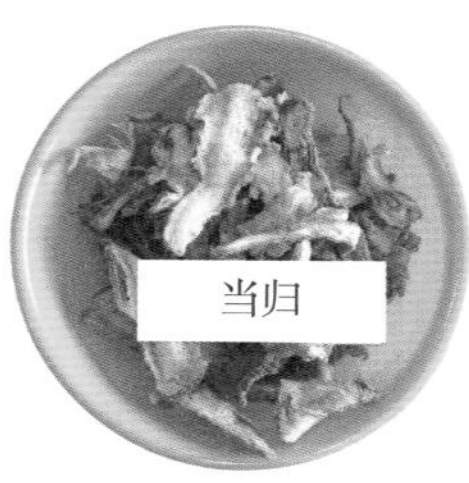

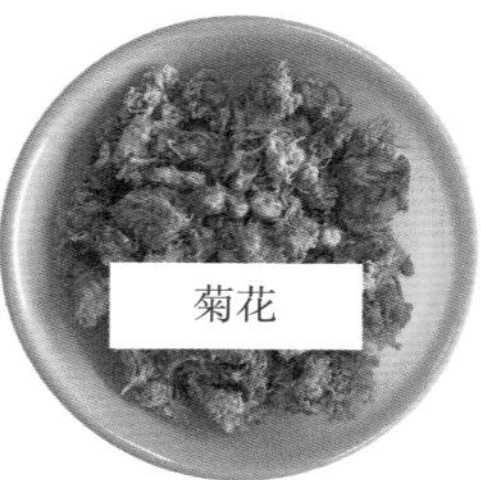

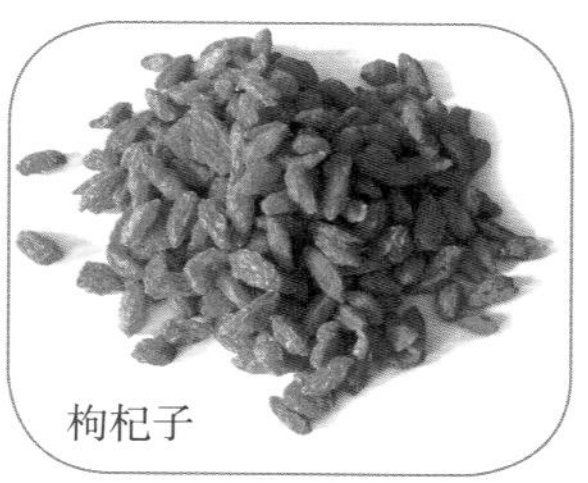

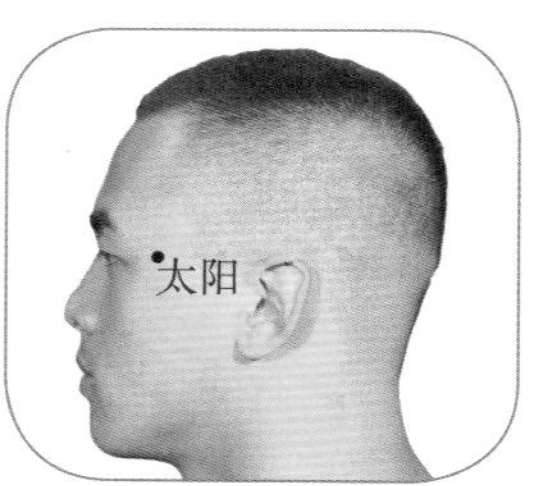

42 耳鸣

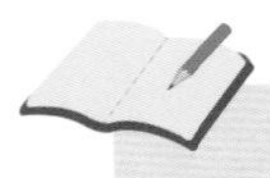

“小案例”——耳间蝉鸣的烦恼

蔡老师在中学教英语，经常会带着学生读英文，听英语听力，一直都是学生心目中的优秀教师，但最近蔡老师遇到了个烦心的问题，耳朵时不时会出现耳鸣，像夏天蝉鸣叫的声音一样，这让蔡老师十分担忧，耳鸣严重的时候还会伴随着头晕、失眠。去医院做检查，经耳鼻喉科检查外耳道、耳膜无明显异常，听力检查为感应神经性耳聋。医生便开出药方，麝香 0.5g、磁石 15g、石菖蒲 15g、木香 15g、细辛 15g，嘱咐蔡老师回家以后将上述药物的粉末混合，并用白酒将其调制成糊状，用纱布包裹后敷贴在双脚的涌泉穴，同时也在神阙穴进行贴敷。每天晚上睡觉前半个小时贴上，临睡前取下，连着贴了半个月。这期间耳鸣的现象越来越少，又贴敷了半个月以巩固，一个月后痊愈。

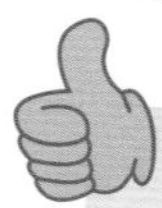

“小妙招”——从肾治耳病

感应神经性耳聋是由于螺旋器毛细胞、听神经、听传导径路或各级神经元受损害，致声音的感受与神经冲动传递障碍者，称感音性或神经性聋。耳朵是人体的听觉器官，其功能依赖肾精的充养，若肾精不足，髓海失养，则两耳失聪，致听力减退，或出现耳鸣、耳聋之病。老年人听力减退也是肾精自衰之象。麝香、磁石、石菖蒲、木香、细辛诸药共同作用，可滋补肾阴，贴敷在肾经的井穴涌泉穴上，效果更加明显。

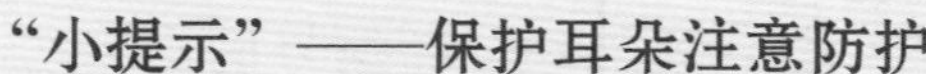

“小提示”——保护耳朵注意防护

● 要有乐观豁达的生活态度。一旦有耳鸣，不要过度紧张，应及时接受医生的诊治。

● 避免在强噪声环境下长时间逗留或过多地接触噪声。避免或谨慎地使用耳毒性药物，少吸烟、少饮酒，生活作息有规律。

● 由于耳鸣起因较慢，都非短期内发生，故治疗一般也需要较长时间，因此，病人在配合治疗的过程中要有恒心，不要轻易放弃。

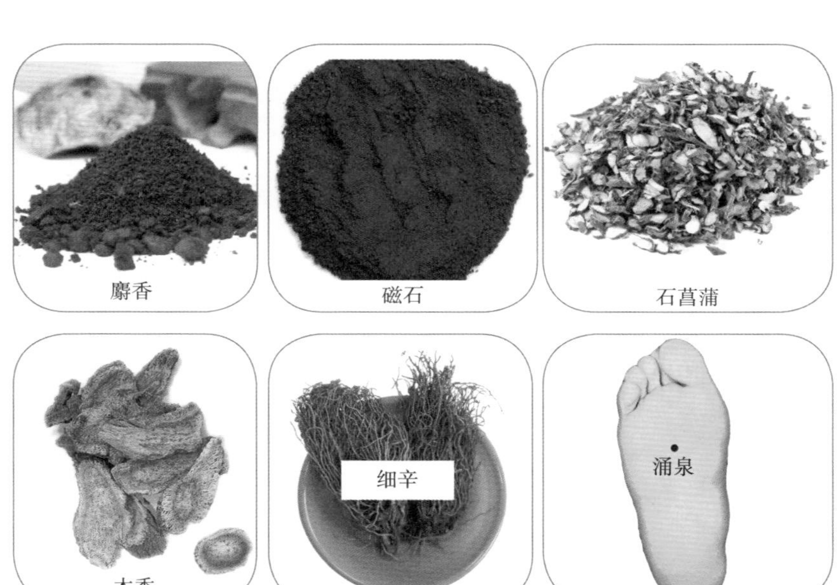

43 过敏性鼻炎

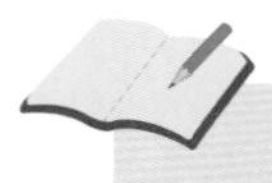

"小案例"——老病号的烦恼

陈阿姨常年会犯的过敏性鼻炎，让陈阿姨很是受折磨。陈阿姨的儿子在图书馆借来了很多医学方面的书，打算给妈妈缓解一下鼻炎的痛苦。翻阅了很多的书籍，儿子决定尝试一下，去医院买来了陈斑蝥，磨成碎末，与蜂蜜混合均匀，捏成绿豆大小，比对着书上的穴位图，给妈妈贴敷在印堂穴上，用纱布和胶布固定好，半个小时以后摘掉，每天贴敷一次，连续贴敷一周。儿子嘱咐妈妈要坚持贴敷，这个冬天过得很快，陈阿姨也过得很安稳。

"小妙招"——巧用陈制斑蝥粉

印堂穴位于两眉中点的位置，虽是经外奇穴，但其位于督脉的经络线上，且与鼻相近，在印堂穴进行贴敷治疗鼻炎，可发挥其通鼻开窍的作用。3 年的陈制斑蝥粉，既保留了斑蝥开关通窍的药性，陈制又减小了药物原有的阴寒剽悍之气，在应用时配伍蜂蜜的和润解毒之性，从而进一步减弱其对皮肤的发疱刺激作用，在应用时能够达到不发疱而产生较温和刺激的作用。陈斑蝥粉通过对穴位较长时间的温和刺激，促进了督脉经气的传导，进而调整全身经络系统，可达到宣通肺气，通鼻利窍，抗敏去邪，健脾补肾的作用。

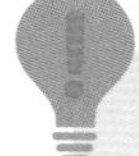

“小提示”——忌食生冷，补益肺气

● 忌食寒凉生冷等刺激性食物，慎食鱼、虾、蟹类等海产食物，多吃补益肺气的食物。

● 戒烟及避免吸二手烟，并尽量避免出入空气污浊的地方。

● 可以经常进行温冷交替浴、足浴、鼻洗涤和干布摩擦，加强家庭保健。

● 不宜过多使用血管收缩性滴鼻剂。

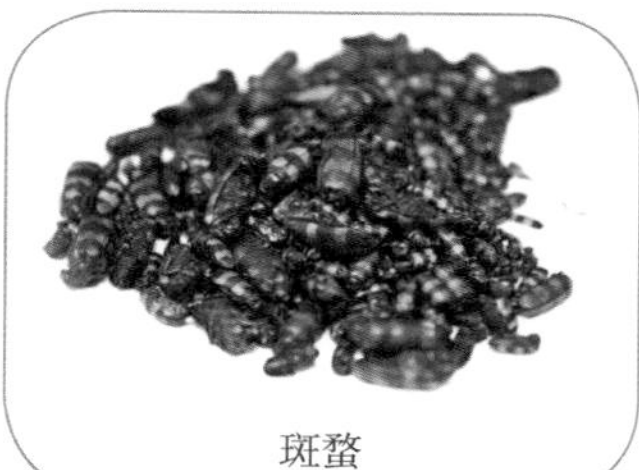

斑蝥

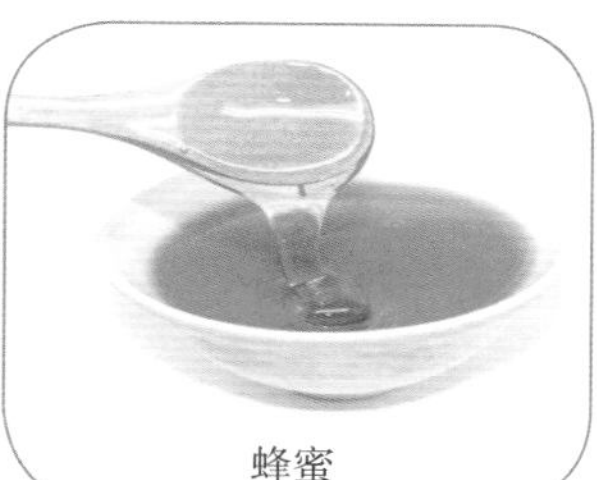

蜂蜜

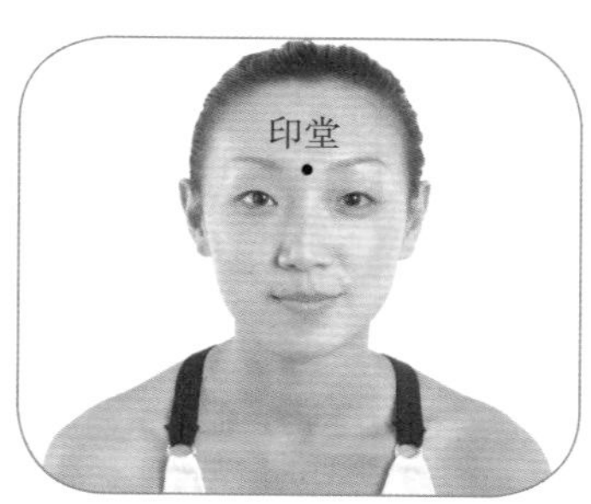

44 鼻出血

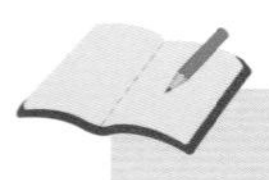

“小案例”——气血上攻的小刘

小刘姑娘刚刚大学毕业，进入职场，压力之大可想而知。一连几个月的忙碌，让小刘月经开始出了问题，从第一次来月经到现在，小刘的月经周期一直都挺正常的，但这次竟然提前了10天，而且月经量非常多，颜色也很红，还很黏稠。本来情绪就很低落的小刘今天跟同事大吵了一架，午间便开始流鼻血，往常的小办法竟然止不住血，这可让小刘着急坏了。忙跑去看医生，医生开了很多止血消炎药，也打了止血针，依然止不住血。医生又给小刘开了一味生地黄，并嘱咐她回家以后将生地黄（15g）打成粉末，与大蒜搅匀和泥，敷贴在自己双脚的涌泉穴上，同时将新买的韭菜取根，用榨汁机榨汁后加水稀释，服用。小刘遵循着医生的嘱咐，回家后立即开始忙活，贴上穴贴，喝完韭菜汁后没过多久，小刘便觉得流血好像止住了，第二天小刘又将治疗方法全套做了一遍，便再没有鼻出血。

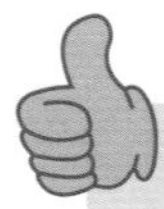

“小妙招”——蒜泥地黄的妙用

小案例中小刘鼻出血，是由于跟同事吵架，又加上平日里压力过大，因肝火上逆而致的鼻出血，鼻出血在医学中称之为鼻衄。小妙招中借用生地黄的苦寒之性，取其清热凉血，养阴生津的作用。临床中常用于热病舌绛烦渴，阴虚内热，骨蒸劳热，

“小提示”——秋季干燥早预防

● 鼻出血需要预防，尤其在秋季等干燥季节。可在鼻腔干燥时用石蜡油、甘油滴鼻，或者用棉团蘸净水擦拭鼻腔。

● 反复鼻出血或鼻出血量多不止者，应到医院确诊治疗。

● 鼻出血时忌用纸卷、棉花乱塞，这不但起不到止血作用，不干净的纸卷及棉花反而会引起炎症。

● 控制剧烈活动，避免鼻外伤，鼻腔发痒时不要抠挖。

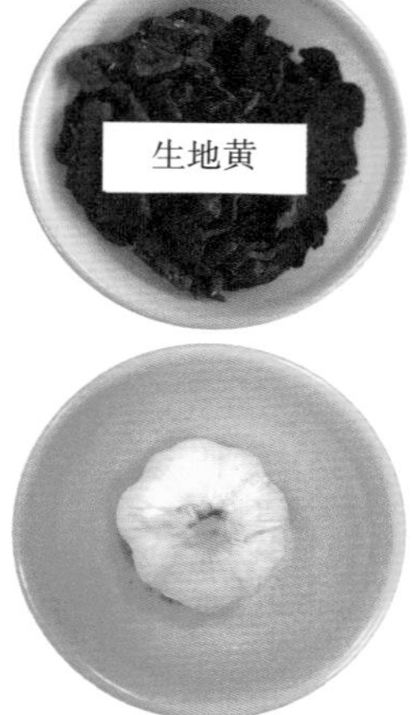

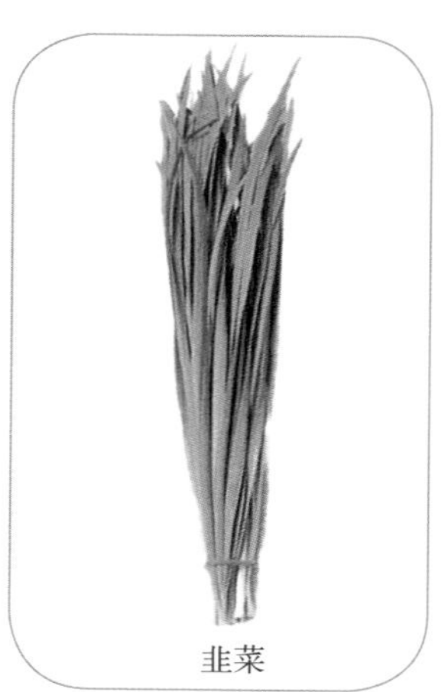
韭菜

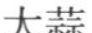

内热消渴，吐血，衄血，发斑发疹等疾病的治疗。大蒜辛温，善入肺经，大蒜泥局部应用具有止血作用。